# 开启『脑心同治』时代之门

## ——中医药防治心脑血管疾病的传承与创新

中国中西医结合学会脑心同治专业委员会◎组织编写

赵步长　伍海勤　赵涛◎主编

全国百佳图书出版单位

中国中医药出版社

·北 京·

**图书在版编目（CIP）数据**

开启"脑心同治"时代之门：中医药防治心脑血管疾病的传承与创新 /
赵步长，伍海勤，赵涛主编. — 北京：中国中医药出版社，2021.11
ISBN 978-7-5132-7216-2

Ⅰ.①开… Ⅱ.①赵… ②伍… ③赵… Ⅲ.①心脏血管疾病—中医
治疗法 Ⅳ.① R259.4

中国版本图书馆 CIP 数据核字（2021）第 203371 号

---

**中国中医药出版社出版**

北京经济技术开发区科创十三街 31 号院二区 8 号楼
邮政编码　100176
传真　010-64405721
河北品睿印刷有限公司印刷
各地新华书店经销

开本 710×1000　1/16　印张 10　字数 156 千字
2021 年 11 月第 1 版　2021 年 11 月第 1 次印刷
书号　ISBN 978-7-5132-7216-2

定价　58.00 元
网址　www.cptcm.com

服 务 热 线　010-64405510
购 书 热 线　010-89535836
维 权 打 假　010-64405753

微信服务号　zgzyycbs
微商城网址　https://kdt.im/LIdUGr
官 方 微 博　http://e.weibo.com/cptcm
天猫旗舰店网址　https://zgzyycbs.tmall.com

如有印装质量问题请与本社出版部联系（010-64405510）

# 《开启"脑心同治"时代之门——中医药防治心脑血管疾病的传承与创新》编委会

**组织编写** 中国中西医结合学会脑心同治专业委员会

**主　编** 赵步长　伍海勤　赵　涛

**编　委** （各省、直辖市主委）（以姓氏笔画为序）

万海同　王　琳　王跃飞　牛小媛　邓家刚

石学宁　卢健琪　刘红旭　刘远新　刘振国

刘勤社　安　毅　许予明　苏薇薇　李应东

杨文明　何志义　张　艳　张军平　张俊华

张祥建　陈　秋　陈阳美　陈伯钧　陈金水

陈晓虎　陈新宇　林亚明　郑泽琪　赵世刚

胡全忠　姜丽红　梁　春　程为平　雷　燕

廖小平　霍　勇

# 序 一

　　心脑血管病和癌症等非传染病是 21 世纪全人类健康的主要威胁，并日益显示出不断增剧的趋势。根据《中国卫生健康统计年鉴》（2018 卷）提供的数据，2017 年中国城市居民冠心病死亡率为 115.32/10 万，农村居民冠心病死亡率为 122.04/10 万，农村地区高于城市地区。无论是城市地区还是农村地区，男性冠心病死亡率均高于女性。2017 年中国城市居民脑血管病死亡率为 126.58/10 万，农村为 157.48/10 万，分别位居死因顺位的城市第 3 位和农村第 1 位。脑血管病死亡率男性高于女性，农村高于城市。2017 年中国居民脑血管病死亡率为 147.04/10 万，位列恶性肿瘤（158.06/10 万）和心脏病（150.08/10 万）之后，为死因顺位的第 3 位。

　　现代医学在防治心脑血管病方面做出过重大的贡献。不论是在药物研发方面，还是在非药物治疗方面，包括介入治疗及外科手术治疗、社区防治及流行病学防治研究、发病机理等基础医学研究和转化医学实践方面，均取得重大突破。但是，时至今日，面对这些发病率高、死亡率高、致残率高、复发率高及并发症多的心脑血管疾病的防治任务和干预策略要求，在心脑血管病有效的群体一级及二级预防治疗下，降低发病率、减少病死率、减少复发率等方面仍存在很多困惑和无奈，需要中医药介入，发挥中医药的治疗优势。大量临床研究显示中医药在心脑血管病防治方面具有巨大优势，故提倡中西医结合共同发挥协同作用。我们全体中、西医学界人员有着共同的使命，任重而道远。

　　《"健康中国 2030"规划纲要》中明确提出，要求充分发挥中医药独特优势，提高中医药服务能力，发展中医养生保健治未病服务，推进中医药继承创新。赵步长和赵涛父子两位医师，多年来在探究和发展中医药疗法治疗心脑血管疾病方面，根据心脑血管病具有一定的共同的发病学和病理学基础，提出了"脑心同治"的理念，研发、生产并临床应用脑心通胶囊、丹红注射液、稳心颗粒等多种药品，获得很好的疗效，惠及广大患者。心脑血管疾病的防治需要中医药，需要中西医结合共同发挥作用，同时也需要具有"脑心同治"理论的中医整体观进行辨证论治。"脑心同治"理论为防治心脑血管病做出别具一格的崭新贡献。希望继续深入研究"脑心同治"理论，为体现中医药防治心脑血管疾病提供更多循证医学证据，继往开来，续写华章，做出新的贡献。

由赵步长、伍海勤、赵涛主编的《开启"脑心同治"时代之门——中医药防治心脑血管疾病的传承与创新》一书即将出版，赵步长董事长索序于我，谨以此为序，并祝再接再厉，不断进取，更上一层楼。

陈可冀

2021年9月2日于北京

# 序　二

　　数十年来，中医药在防治心脑血管疾病方面不断传承发展，取得了重大成就。20世纪60年代，以陈可冀院士为代表的中西医结合专家创立了"活血化瘀"理论体系并在血瘀证与活血化瘀研究领域做出重要贡献。20世纪80年代，以廖家桢教授为代表的中医药专家通过吸收历代医家的经典，认识到治疗冠心病应倡导益气活血法，大胆提出了中西医治疗冠心病新学术观点——益气活血化瘀。赵步长教授自20世纪60年代初起，潜心研究心脑血管疾病的中医治疗，吸取前人和近代医家之精华，结合现代人群特点，从宏观准确性出发，至微观精确性入手，20世纪90年代提出了心脑血管疾病治疗的新理论体系——"脑心同治"理论，形成了治疗心脑血管疾病的新学术观点——益气活血化瘀通络。动脉粥样硬化是全身性病变，也是心脑血管疾病的发病基础，其病理机制无论是模式动物研究还是人体试验的结果，皆与脂质代谢障碍、微炎症、自身免疫及氧化应激反应密切相关，是多因素、多变量、多环节病理过程的结果。"脑心同治"理论历经20余年的发展与完善，形成了目前心脑血管疾病中医整体观思维的创新思想体系，备受中西医专家的认同。现在更多专家认识到"脑心"同治的重要性，并积极开展相关研究，设立脑心同治门诊。事实证明脑心同治理论的科学性，可以说心脑血管疾病的防治正在逐步进入"脑心同治"时代。

　　2019年7月，国务院公布《关于实施健康中国行动的意见》，提出加快推动医疗卫生工作从"以治病为中心"转变为"以人民健康为中心"，动员全社会落实预防为主方针，实施健康中国行动，提高全民健康水平。中医药具有未病先防、既病防变、瘥后防复"三防"的独特优势，体现在以"未病先防"的理念推进预防关口前移，以"既病防变"思想推进中医药全面协同治疗过程，并以"瘥后防复"思想推进中医药全面延伸到康复过程。这在心脑血管疾病防治中尤为重要。面对心脑血管疾病高发病率、高致残率、高死亡率仍未得到有效遏制，甚至还有攀升的严峻形势，开展脑心同治理论指导下的慢性病防治、发挥中医药的优势，势在必行。以脑心同治理论指导心脑共患疾病人群的一级预防、二级预防工作尤为重要。中国中西医结合学会脑心同治专业委员会一直坚持在"三防"方针下开展医疗教育活动，为保护人类健康发挥作用。希望能坚持下去并不断扩大，通过开展多种途径和形式的活动，为建设健康中国发挥更大的作用。

陈凯先

2021 年 9 月 2 日

# 目 录

# 第一章　心脑血管疾病流行病学

随着社会经济的发展，国民生活方式的变化，心脑血管病危险因素对居民健康的影响愈加显著。心脑血管疾病具有高患病率、高致残率、高复发率和高死亡率的特点，从而带来了沉重的社会及经济负担。高血压、血脂异常、糖尿病，以及肥胖、吸烟、缺乏体力活动、不健康饮食习惯等是心脑血管疾病主要的危险因素。中国 18 岁及以上居民高血压患病率为 25.2%，血脂异常达到 40.4%，均呈现上升趋势。

## 第一节　心血管疾病流行病学

### 一、死亡率

根据《中国卫生健康统计年鉴》（2019 卷），2018 年中国城市居民冠心病死亡率为 120.18/10 万，农村居民冠心病死亡率为 128.24/10 万。无论是城市还是农村，男性冠心病死亡率均高于女性。2018 年冠心病死亡率继续保持 2012 年以来的上升趋势。农村地区冠心病死亡率上升明显，到 2016 年已超过城市水平。

2002 ～ 2018 年急性心肌梗死（AMI）死亡率总体呈上升态势，从 2005 年开始，AMI 死亡率呈快速上升趋势，农村地区 AMI 死亡率于 2007 年、2009 年、2011 年超过城市地区，自 2012 年开始农村地区 AMI 死亡率明显升高，并于 2013 年起持续高于城市水平（图 1）。

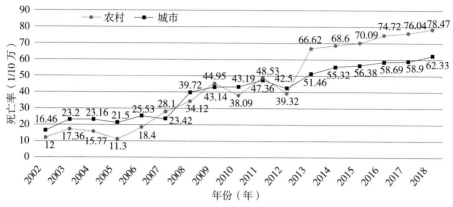

图 1　2002 ～ 2018 年中国城乡地区 AMI 死亡率变化趋势

## 二、患病率

2013 年中国第五次卫生服务调查：城市调查地区 15 岁及以上人口冠心病的患病率为 12.3‰，农村调查地区为 8.1‰，城乡合计为 10.2‰。60 岁以上人群冠心病患病率为 27.8‰。与 2008 年第四次调查数据相比（城市 15.9‰，农村 4.8‰，合计 7.7‰）城市有所下降，农村和城乡合计患病率升高。2003 ～ 2013 年 3 次国家卫生服务调查冠心病患病率，2003 年和 2008 年调查计算患病率的年龄范围为全年龄段，即 0 岁以上，而 2013 年调查为 15 岁及以上年龄段。以此数据为基础，根据 2010 年第六次人口普查数据推算，2013 年中国大陆 15 岁及以上人口冠心病的患病人数约为 1139.6 万人，而以 2008 年第 4 次国家卫生服务调查的数据估算当时全年龄段的冠心病患病人数约为 1031.6 万人，增加了 108.0 万人。

## 三、心血管疾病危险因素

### 1. 高血压

2012 ～ 2015 年中国高血压调查（CHS）发现，我国 ≥ 18 岁居民血压正常高值检出粗率为 39.1%，加权率为 41.3%。估计全国有血压正常高值人数为 4.35 亿。

1958 ～ 2015 年，全国范围高血压抽样调查显示，中国居民高血压患病率呈上升趋势（图 2）。CHS 结果显示，中国 18 岁及以上居民高血压患病粗率为

27.9%（加权率为23.2%）。青年人群（18～34岁）高血压患病率为5.1%，75岁及以上居民为59.8%。估计中国18岁及以上成人高血压患病人数为2.45亿。

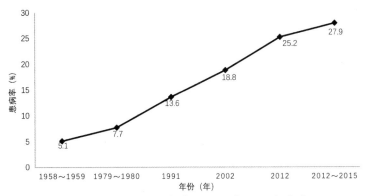

图2　1958～2015年中国居民高血压患病率

1958～1959年：中国医学科学院重点项目——高血压研究；1979～1980年、1991年：全国高血压抽样调查；2002年：中国健康与营养调查；2012年：中国居民营养与慢性病状况调查；2012～2015年：中国高血压调查；前三项的调查人群年龄≥15岁，后三项的调查人群年龄≥18岁。

中国健康与营养调查（CHNS）1991～2015年9次现况调查显示，监测地区学龄儿童青少年高血压患病率从1991年的8.9%上升到2015年的20.5%。

近年，我国居民的高血压知晓率、治疗率和控制率有了明显提高（图3）。

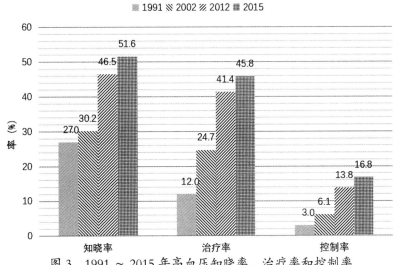

图3　1991～2015年高血压知晓率、治疗率和控制率

2017 年，中国有 254 万人死于高收缩压，其中 95.7% 死于心血管病。根据 2015 ～ 2025 年中国心血管病政策模型预测，与维持现状相比，如果对Ⅰ期和Ⅱ期高血压患者进行治疗，每年将减少 80.3 万例心血管事件（脑卒中减少69.0 万例，心肌梗死减少 11.3 万例），获得 120 万质量调整生命年（QALY）。

### 2. 血脂异常

2012 ～ 2015 年 CHS 研究显示，中国 ≥ 35 岁居民血脂异常总体患病率为34.7%。2014 年中国卒中筛查与预防项目（CNSSPP）调查显示，中国 ≥ 40 岁居民年龄与性别标化的血脂异常总体患病率为 43%。

2013 ～ 2014 年第四次中国慢性病与危险因素监测（CCDRFS）项目与2015 年中国成人营养与慢性病监测（CANCDS）项目显示，中国居民血脂异常主要类型是低高密度脂蛋白胆固醇（HDL-C）血症和高甘油三酯（TG）血症，然而 2013 ～ 2015 年高总胆固醇（TC）血症和高低密度脂蛋白胆固醇（LDL-C）血症患病率增加迅速，较 2010 年升高 2 ～ 4 倍。

2012 年，一项在全国 16434 名 6 ～ 17 岁儿童青少年中进行的研究发现，中国儿童青少年的高 TC 血症、高 LDL-C 血症、低 HDL-C 血症和高 TG 血症检出率分别为 5.4%、3.0%、13.5% 和 15.7%，血脂异常总检出率达 28.5%。

中国成人血脂异常知晓率、治疗率和控制率总体仍处于较低水平。2012 ～ 2015 年 CHS 研究显示，中国 ≥ 35 岁成人对血脂异常的知晓率为16.1%、治疗率为 7.8%、控制率为 4.0%。对血脂异常国际研究 - 中国（DYSIS-China）研究人群（n ＝ 25317，≥ 45 岁，调脂药物治疗至少 3 个月）进行危险分层，结果显示动脉粥样硬化性心血管病高危、极高危人群的 LDL-C 治疗达标率分别为 44.1%、26.9%。

2017 年 GBD 数据显示，LDL-C 水平升高是中国心血管病的第三大归因危险因素，仅次于高血压和高钠饮食。

### 3. 糖尿病

2015 ～ 2017 年，在中国大陆 31 个省、自治区、直辖市对 75880 名 ≥ 18岁成人的横断面研究提示，中国成人糖尿病患病率为 11.2%（WHO 诊断标准），糖尿病前期检出率为 35.2%（图 4）。估计目前中国大陆成人糖尿病患病人数达 1.298 亿。

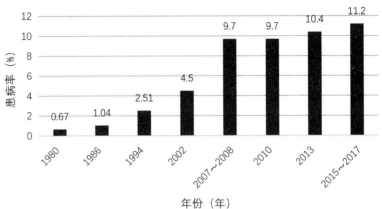

图 4 我国历次糖尿病患病率调查

基于浙江省糖尿病监测系统的分析发现，在新诊断的 879769 例 20 岁及以上的 2 型糖尿病患者中，2 型糖尿病的年龄标化总发病率为 281.73/（10 万人·年），标化年发病率从 2007 年的 164.85/（10 万人·年）上升到 2017 年的 268.65/（10 万人·年），年均增加 4.01%，在男性、年轻人群和农村地区中增加较快。

数学模型估计，在全国范围内对糖尿病前期人群进行生活方式干预非常具有效价比，可减少 9.53% 的糖尿病累积发病率，平均预期寿命增加 0.82 岁，QALY 增加 0.52。

### 4. 慢性肾脏病

2009 ~ 2010 年对中国大陆 13 个省、自治区、直辖市 47204 名 18 岁以上的成年人慢性肾脏病（CKD）患病率调查显示，CKD 的总患病率为 10.8%，以估算肾小球滤过率（eGFR）< 60mL·min$^{-1}$·1.73m$^{-2}$ 诊断的患病率为 1.7%，以尿白蛋白与肌酐比值（ACR）>30mg/g 诊断的 CKD 患病率为 9.4%。以此推算中国约有 1.2 亿例 CKD 患者。

### 5. 代谢综合征

2010 ~ 2012 年中国居民营养与健康状况调查对 98042 名 18 岁及以上的居民依据 NCEP-ATP Ⅲ 代谢综合征诊断标准，报告中国居民代谢综合征的患病率为 24.2%。依据中华医学会儿科学分会提出的诊断标准，对 10 ~ 17 岁 16872 名儿童青少年的分析发现，代谢综合征患病率为 2.4%；依据 Cook 标准，代谢综合征患病率为 4.3%。

### 6. 睡眠障碍

一项荟萃分析显示，在 115988 名年龄 28 ~ 49.4 岁（平均年龄 43.7 岁）的中国居民中，失眠患病率约为 15.0%，青少年患病率为 16.1%，青年人患病率为 20.4%。另一项荟萃分析显示，中国老年人失眠患病率为 35.9%。失眠可使心血管病发生风险增加 20%，并且发病风险与失眠症状的数量呈正相关。

流行病学调查发现，中国居民阻塞性睡眠呼吸暂停（OSA）患病率为 3.5% ~ 5.1%，男性患病率（4.7% ~ 7.91%）高于女性（1.5% ~ 3.88%）。约 30% 的高血压患者存在 OSA，50% 的 OSA 患者存在高血压；冠心病患者中 OSA 的患病率为 38% ~ 65%，OSA 患者中冠心病发病率为普通人群的 2 倍。

## 第二节　脑血管疾病流行病学

### 一、死亡率

2018 年，中国居民脑血管病死亡率为 149.49/10 万（死亡人数约 157 万），占总死亡人数的 22.33%。在所有死亡原因中，脑血管病位列恶性肿瘤（160.17/10 万）和心脏病（156.73/10 万）之后，位列死因第 3 位。男性脑血管病死亡率为 164.31/10 万，为男性的第 2 位死因，仅次于恶性肿瘤（203.59/10 万）。女性脑血管病死亡率为 134.15/10 万，为女性的第 2 位死因，仅次于心脏病（152.74/10 万）。

2018 年城市和农村居民的脑血管病死亡率分别为 128.88/10 万和 160.19/10 万，为城市居民的第 3 位死因和农村居民的第 2 位死因。城乡居民脑血管病死亡率随年龄的增加呈现增长趋势，男性各年龄组的脑血管病死亡率均高于女性。

### 二、发病率

#### 1. 2013 年中国脑卒中发病率

2013 年，对中国 31 个省、市、自治区的 155 个城市及农村开展了全国脑卒中流行病学调查（national epidemiological survey of stroke in China, NESS China）。共调查 ≥ 20 岁居民 480687 例，其中 1643 例为新发脑卒中，发病率为 345.1/10 万。新发脑卒中患者的平均发病年龄为（66.4±12.0）岁。采用 2010 年第六次全国人口普查数据进行年龄标化后，脑卒中发病率为 246.8/10 万，男性（266.4/10 万）高于女性（226.9/10 万）；农村（298.2/10 万）显著高于城市（203.6/10 万）。脑卒中的流行呈现地域性，东北地区脑卒中发病率最高（365.2/10 万），华南地区最低（154.6/10 万）。

### 2. 2013 年全国短暂性脑缺血发作（transient ischemic attack, TIA）发病率

2013 年全国 TIA 流行病学调查采用复杂多阶段抽样，对分布于 155 个疾病监测点的 178059 户家庭进行面对面调查。经过初筛量表评估后，对于有 TIA 及脑卒中症状的调查对象，由神经病学医师结合检查及影像学资料进行诊断。共有 596536 人参与了发病情况分析。人群 TIA 加权发病率为 23.9/10 万，其中男性为 21.3/10 万，女性为 26.6/10 万。据估计，全国每年新发 TIA 为 31 万人。

### 三、患病率

#### 1. 2013 年中国脑卒中患病率

2013 年，NESS-China 显示，在 480687 例 20 岁及以上的居民中，7672 例患有脑卒中，患病率为 1596.0/10 万。采用 2010 年第六次全国人口普查数据进行年龄标化后，脑卒中患病率为 1114.8/10 万，男性（1222.2/10 万）高于女性（1005.7/10 万）。脑卒中标化患病率最高的是华中地区（1549.5/10 万），其次为东北地区（1450.3/10 万），华南地区最低（624.5/10 万）。

2013 年，中国脑卒中预防项目（stroke prevention project in China, CSPP）在中国 31 个省、直辖市、自治区的 76 个社区进行脑卒中患病情况及危险因素流行情况调查。共纳入 207323 例 40 岁及以上的社区居民，平均年龄为 57.72 岁。年龄标化脑卒中患病率为 2.08%，男性为 2.38%，女性为 1.82%，城市为 1.90%，农村为 2.29%。男性各年龄组的患病率均高于女性，农村的脑卒中标化患病率高于城市。部分省市的脑卒中标化患病率显示，患病率最高的为吉林省（3.6%），最低的为广西省（0.49%）。

### 2. 2013 年中国 TIA 患病率

2013 年全国 TIA 流行病学调查，共有 596536 人参与了患病情况分析。TIA 加权患病率为 103.3/10 万，其中男性为 92.4/10 万，女性为 114.7/10 万。据估计，全国共有 135 万 TIA 患者。

### 3. 不同年龄人群脑卒中患病率

中国脑卒中筛查项目（China national stroke screening survey, CNSSS）是一项覆盖全国 31 个省、直辖市、自治区，基于社区人群的脑卒中筛查项目。分析 2013 ~ 2014 年数据库，在纳入的 1292010 例 ≥ 40 岁成年人的代表性样本中，共筛查出脑卒中病例 31188 例，脑卒中标化患病率为 2.06%。利用 CNSSS 2012 年数据，纳入来自 14 个省、市 144722 例年龄 ≥ 60 岁的居民。分析显示，年龄 ≥ 60 岁人群脑卒中粗患病率为 4.89%，其中男性为 5.67%，女性为 4.25%；农村脑卒中患病率（5.04%）略高于城市（4.82%）。2019 年的一项研究对中国北方 12 个省、市共计 100 个城乡地区的 192131 例中老年（年龄 ≥ 40 岁）研究对象进行筛查，其中城市人群 93943 例（48.90%），农村人群 98188 例（51.10%）。研究结果显示缺血性脑卒中的患病率为 2.88%，男性患病率（3.06%）高于女性（2.73%），农村地区患病率（3.32%）高于城市地区（2.43%），差异均有统计学意义（$P < 0.01$）。

## 四、中国脑卒中疾病负担

利用 NESS-China 数据，分析 2013 年中国脑卒中疾病负担。脑卒中的过早死亡寿命损失年（years of life lost due to premature, YLL）为 1748/10 万，伤残所致健康寿命损失年（years lived with disability, YLD）为 262/10 万，伤残调整寿命年损失（disability adjusted life, DALY）为 2010/10 万，其中男性为 2171/10 万，女性为 1848/10 万。农村地区的 YLL、YLD 和 DALY 高于城市地区。在 18 个年龄组中，80 岁以上年龄组的 YLL 最高。DALY 最高的 3 个省（市、自治区）分别是天津市（3846/10 万）、西藏自治区（3418/10 万）和河北省（3199/10 万），最低的 3 个省市分别是海南省（1060/10 万）、广东省（984/10 万）和上海市（453/10 万）。中国疾病预防控制中心采用全球疾病负担（global burden of diseases, GBD）研究方法，分析 1990 ~ 2017 年中国的疾病负担情况。中国脑卒中 YLL 从 1990 年第 3 位，上升到 2017 年第 1 位。1990 年和 2017 年脑卒中 YLL 分别为 1198/10 万和 2633/10 万，2017 年比 1990 年上升了 14.6%，年龄标化后，YLL 下降了 38.8%。1990 年和 2017 年脑卒中死亡率分别为 106/10 万和 149/10 万，2017 年比 1990 年粗死亡率上升了 41%，年龄标化后，死亡率下降了 33.5%。脑卒中是导致 2017 年 DALY 的第一位原因。

## 五、脑血管疾病危险因素

### 1. 糖尿病

CKB 项目（中国慢性病前瞻性研究）的 488760 例基线时 30 ~ 79 岁无心血管病的调查对象中，5.4%（n=26335）自报患有糖尿病或经筛查检出糖尿病，经过 7 年随访发现，自报糖尿病者缺血性脑卒中（HR=1.68，95%CI=1.60 ~ 1.77）及颅内出血（HR=1.24，95%CI=1.07 ~ 1.44）的风险显著增加，并且随着糖尿病病程的延长，心脑血管病风险逐渐增加。检出糖尿病者，缺血性脑卒中（OR=1.48，95%CI=1.40 ~ 1.57）及颅内出血（OR=1.17，95%CI=1.01 ~ 1.36）的风险也显著增加。

国内一项纳入 53 个前瞻性队列研究，共计 1611339 例糖尿病前期患者的荟萃分析显示，糖尿病前期（包括空腹血糖受损或糖耐量受损）显著增加脑卒中的发病风险，美国糖尿病协会（American diabetes association, ADA）标准的空腹血糖受损（5.6 ~ 6.9mmol/L）、WHO 标准的空腹血糖受损（6.1 ~ 6.9mmol/L）、糖耐量受损（7.8 ~ 11.0mmol/L）者相应的脑卒中发病风险 RR 值分别为 1.06、1.17 和 1.20；糖化血红蛋白升高（39 ~ 47mmol/mol 或 42 ~ 47mmol/mol）未增加脑卒中发病风险。

### 2. 血脂异常

CKB 项目中 489762 例基线时 30 ~ 79 岁无脑卒中、TIA 和冠心病的调查对象，经过中位数时间为 9 年的随访，共发生 32869 例缺血性脑卒中和 8270 例脑出血事件。选择其中基线时无心血管病和癌症病史、未进行降脂、抗凝或抗血小板治疗的 5475 例缺血性脑卒中、4776 例脑出血和 6290 例健康人，采用巢氏病例对照方法研究脑卒中发病风险，发现血浆低密度脂蛋白胆固醇

（LDL-C）浓度与缺血性脑卒中发病风险呈正相关，与脑出血风险呈负相关，LDL-C 浓度在 1.7 ~ 3.2mmol/L 区间时，每升高 1mmol/L，缺血性脑卒中的发病风险增加 17%，脑出血风险可减低 14%。高密度脂蛋白胆固醇（HDL-C）每升高 0.3mmol/L，缺血性脑卒中的风险减少 7%，与脑出血无相关性。甘油三酯水平每增加 30%，缺血性脑卒中的风险增加 2%，脑出血风险降低 6%。

### 3. 高同型半胱氨酸血症

中国脑卒中一级预防研究（China stroke primary prevention trial, CSPPT）纳入 20702 例基线无脑卒中或心肌梗死病史的高血压患者。入选患者被随机分为依那普利（10mg）联合叶酸（0.8mg）组或单用依那普利（10mg）组，随访 4.5 年，两组的主要终点事件（首次脑卒中）发生率分别为 2.7% 和 3.4%（HR=0.79，95%CI=0.68 ~ 0.93）。利用其中 16867 例研究对象分析血清总同型半胱氨酸水平变化与首次脑卒中风险的关系。结果显示，tHcy 下降 20% 可使脑卒中风险降低 7%（HR=0.93，95%CI=0.90 ~ 0.97）。将同型半胱氨酸下降百分比分为三分位数，与第 1 个三分位数的患者相比，第 2 和第 3 个三分位数的患者发生脑卒中的风险显著降低（HR=0.79，95%CI=0.64 ~ 0.97）。

### 4. 心房颤动

利用国家脑卒中登记 II 数据，分析脑卒中后诊断心房颤动（atrial fibrillation diagnosed after stroke, AFDAS），脑卒中前已知心房颤动（atrial fibrillation known before stroke, KAF）和窦性心律（sinus rhythm, SR）与发病后 1 年内缺血性脑卒中复发和死亡风险的关系。研究包含 219 家城市医院 19604 例急性缺血性脑卒中患者，其中 17727 例 SR、495 例 AFDAS 和 1382 例 KAF。1 年时，54 例（10.9%）AFDAS 患者、182 例（13.2%）KAF 患者、1008 例（5.7%）SR 患者复发缺血性脑卒中（$P < 0.01$）。AFDAS 患者死亡率为 22.0%，KAF 患者死亡率为 22.1%，SR 患者死亡率为 7.0%（$P < 0.01$）。AFDAS 相关的缺血性脑卒中复发调整风险高于 SR（调整后的子分布 HR=1.61，95% CI= 1.29 ~ 2.01），但与 KAF 无差异（调整后的子分布 HR=1.12，95%CI=0.87 ~ 1.45）。AFDAS 1 年死亡 的调整风险也高于 SR（HR=1.70，95%CI=1.37 ~ 2.12），与 KAF 无差异（HR=1.10，95%CI=0.86 ~ 1.41）。

# 第二章　动脉粥样硬化与心脑血管疾病有关时代演变

## 第一节　化学药时代演变

### 一、阿司匹林

#### 1. 阿司匹林的抗凝作用

阿司匹林不仅抑制血小板（PLT）的环氧化酶阻止血栓素 $A_2$（$TXA_2$）合成，而且也能抑制血管内皮细胞中的环氧化酶而阻止前列腺环素（$PGI_2$）的合成，这种矛盾不至于影响阿司匹林抗 PLT 聚集作用，是因为：

（1）阿司匹林对 PLT 产生 $TXA_2$ 的抑制作用大于血管壁产生 PGT 的抑制作用，低浓度的阿司匹林主要作用于阻断 $TXA_2$ 的产生，如每日口服阿司匹林 180mg 就能使 PLT 合成 $TXA_2$ 的环氧化酶99％受到抑制，只有高浓度的阿司匹林才对 $TXA_2$ 及 $PGI_2$ 的生成均产生影响。

（2）服用阿司匹林，$PGI_2$ 浓度恢复快而 $TXA_2$ 浓度恢复慢，这是因为血管内皮细胞能迅速重新合成环化氧化酶而 PLT 因缺乏细胞核无再合成能力。

（3）严重动脉硬化患者几乎没有能产生 PGI 的细胞，故阿司匹林能抑制 $TXA_2$。因此，小剂量阿司匹林（50 ~ 150mg）长期使用对于防止血栓形成及动脉粥样硬化可起到良好的预防作用。

#### 2. 阿司匹林对血管内皮的保护作用

内皮功能障碍是早期动脉粥样硬化发生的重要事件。因此，改善和提高血管内皮功能已成为防治动脉粥样硬化的关键所在，一氧化氮（NO）由血管内皮细胞合成，具有强力的扩血管作用，并抑制 PLT 黏附和聚集。内皮素（ET）是由内皮细胞分泌的缩血管因子，与 NO 共同维持血管张力，调节血管的内皮功能。冠心病患者由于动脉粥样硬化致使内皮细胞受损，NO 分泌减少，ET 分泌增加，导致血管内皮功能失衡，促进并加重冠状动脉粥样硬化的形成。有研究观察口服小剂量阿司匹林对冠心病患者血管内皮功能有影响，分别给予常规组（硝酸甘油）、阿司匹林组（常规＋阿司匹林 100mg/d）、氟伐他汀组（常规＋氟伐他汀 40mg/d），治疗后显示：

（1）阿司匹林组与常规组比较，ET 差值显著降低。

（2）阿司匹林组与氟伐他汀组比较，其指标无显著差异。

（3）阿司匹林组治疗后，血清铁蛋白（SF）显著升高。上述资料提示口服小剂量阿司匹林能改善冠心病患者的血管内皮功能，其效果和氟伐他汀组相似，显著提高 SF 浓度，从而改善了心肌缺血。新近的研究表明，阿司匹林具有对抗内皮功能不全的保护作用。

### 3. 阿司匹林对动脉粥样硬化斑块进展的抑制作用

动脉粥样硬化是一种炎症增殖性疾病，斑块形成及进展与炎症反应密切相关。早期动物实验发现，动脉粥样硬化早期的脂肪纹中就存在巨噬细胞和 T 淋巴细胞，提示动脉粥样硬化早期存在与炎症有关的免疫应答反应。此外，在不同时期的动脉粥样硬化斑块内部发现白细胞介素（IL）、干扰素、肿瘤坏死因子 α（TNF-α），不同类型的生长因子和细胞集落刺激因子等细胞活性物质。这些活性物质可促进炎症的扩散，进而加速动脉粥样硬化斑块的形成。因此，抑制炎症有可能抑制斑块的进展。阿司匹林则主要通过抑制单核／巨噬细胞系统的 $COX_2$ 产生抗炎作用，从而抑制斑块进展。唐熠达等利用高胆固醇饮食并免疫损伤诱发的动脉粥样硬化斑块模型，评价阿司匹林对动脉粥样硬化斑块的抑制作用，结果阿司匹林小、中、大剂量组与高胆固醇组相比，斑块与内膜面积比分别减少 20.9％、43.9％和 42.8％，内膜与中膜厚度比分别减少 40.9％、67.1％和 69％。斑块脂质含量分别减少 28.8％、35.0％和 48.6％，高胆固醇组和三治疗组的各项指标较对照组均显著增加，三治疗组的内、中膜厚度，内／中膜厚度比，斑块的截面面积和脂质含量较高胆固醇组均显著减少。因此，300mg/d 的阿司匹林临床剂量抑制斑块进展的疗效最好。

### 4. 应用阿司匹林产生的不良反应

（1）消化系统反应：阿司匹林一般用于解热镇痛的剂量很少引起不良反

应。多数患者服中等剂量阿司匹林数天，即见大便隐血试验阳性；长期服用本药者溃疡病发病率高。

（2）泌尿系统反应：临床观察和动物实验证明，长期使用阿司匹林可发生间质性肾炎、肾乳头坏死、肾功能减退。较大损害是下段尿中可出现蛋白、细胞、管型等。与对乙酰氨基酚长期大量同用有引起肾脏病变的可能。与甲氨蝶呤（MTX）同用时，可减少甲氨蝶呤与蛋白的结合，减少其从肾脏的排泄，使血浓度升高而毒性反应增加。

（3）血液系统反应：阿司匹林有扩张冠状动脉和脑血管作用，能抑制环氧酶的活性和减少凝栓质的形成，阻止血小板聚集，使其不易放出凝血因子，具有一定的抗凝血作用。与抗凝药、溶栓药同用，可增加出血的危险。与任何可引起低凝血酶原血症、血小板减少、血小板聚集功能降低或胃肠道溃疡出血的药物同用时，可有加重凝血障碍，引起出血的危险。

## 二、他汀类

### 1. 他汀药物的应用

高脂血症是动脉粥样硬化及相关疾病的主要危险因素，低密度脂蛋白胆固醇升高是导致冠心病最主要的危险因素。随着医学研究的发展，调脂治疗日益受到重视，国际上多项随机、双盲、多中心、长期随访临床试验的结果表明，调脂治疗的关键在于科学达标、合理应用降脂药物。积极调脂可以延缓动脉粥样斑块的形成和进展，有效防治冠心病，还可以稳定斑块，从而预防心血管疾病，减少各种急性心脑事件的发生。调脂药物在降低血脂上起到十分重要的作用。临床上常用的调脂药物有他汀类、贝特类、胆固醇吸收抑制剂、天然他汀类、烟酸类等。自从1987年美国FDA批准洛伐他汀作为第一个他汀类药物上市以来，他汀类药物就以其独特的功效在调脂治疗方面占领了优势。

### 2. 他汀类药物分类及作用

他汀类药物是羟甲基戊二酰辅酶A还原酶抑制剂，常见五种他汀类药物，分别是瑞舒伐他汀（舒夫坦、托妥、可定等）、洛伐他汀（美降之、洛之达、洛特等）、辛伐他汀（舒降之等）、氟伐他汀（来适可等）、阿托伐他汀（立普妥、阿乐等）。

他汀类药物的作用主要划分为调脂作用和非调脂作用：

（1）他汀类药物能够显著减少患者肝细胞中胆固醇的合成，从而上调低密度脂蛋白胆固醇受体，促使细胞增加对于胆固醇的摄取量，进而减少血浆内血脂浓度，实现其血脂调节作用。这是因为机体血浆中低密度脂蛋白胆固醇浓度和斑块回缩之间关系密切，降低机体中低密度脂蛋白胆固醇浓度，即可逆转机体动脉粥样斑块进程。内皮细胞受损是导致动脉粥样斑块形成的主要始动因素，而他汀类药物能够促进机体内皮祖细胞增殖，从而修复内皮，延缓甚至回缩冠状动脉粥样硬化斑块的进程。同时，他汀类药物还能减少机体血管内膜上巨噬细胞的数量，并削弱巨噬细胞活性，维持斑块稳定，并降低斑块易损程度，降低血栓形成风险系数。

（2）他汀类药物在冠状动脉介入治疗中的使用，是其长期应用的新发现。越来越多他汀类药物研究者发现，早期应用他汀类药物能够缓解冠状动脉介入治疗术患者的心肌损伤程度。经研究发现，他汀类药物的早期应用有助于保护冠状动脉综合征患者心肌，减少不良血管事件的发生。他汀类药物应用于急性冠状动脉综合征患者临床治疗中，能够对其机体内炎症反应形成强效抑制性作用，并减少不稳定型心绞痛患者的炎症细胞因子释放量。大量炎症细胞因子能够促进患者心肌细胞凋亡，并削弱其心肌收缩能力。因此，应用他汀类药物，能够减弱炎症因子作用，抑制血栓形成和斑块破裂，实现对急性冠状动脉综合征的防治目的。

### 3. 应用他汀类药物产生的不良反应

他汀类药物可改变肌细胞中的甲羟戊酸途径，诱发细胞早亡。同时还可对线粒体氧化代谢功能造成影响，致使辅酶Q10大量减少，最终造成横纹肌溶解。除肌肉系统外，消化系统的不良反应也较为多见，主要不良反应为肝毒性，包括药物肝损伤及转氨酶升高。其发生机制可能是因为肝脏在人类机体中有着重要的胆固醇合成作用，而他汀类药物进行血脂调节时，通过肝脏的细胞色素进行P450代谢，继而引发肝毒性。

综上所述，他汀类药物虽然能够有效调节血脂，但因需采用联合用药等因素，导致其不良反应发生率较高，不良反应一般可见于患者神经、肌肉、泌尿、皮肤、消化系统及其他系统中。在他汀类药物治疗中应密切对患者的临床表现进行观察，掌握用药指征，从而降低不良反应发生率和影响。

# 第二节 中医药时代演变

随着中医对动脉粥样硬化病因、病机、病理性质及诊断治疗的逐步探索研究，不同的年代产生了不同的代表治法。这些治法针对动脉粥样硬化相关的不同疾病特征，也正是因为中医治法的多样化，为后来的"脑心同治"时代弥补了理论知识的空白。

## 一、芳香开窍

中医学无动脉粥样硬化之说，但是根据动脉粥样硬化的临床症状及发生和发展特点，可归属于中医学的眩晕、中风、胸痹和脉痹等疾病范畴。中医最先研究的方向为"中风"。中风作为中医治疗的特色疾病，多以半身不遂、肌肤不仁、口舌㖞斜、言语不利，甚则突然昏仆、不省人事为主要表现。研究发现，当动脉粥样硬化发展到严重程度时，由于脉络阻塞，血运不行，而导致脑失濡养，发生昏仆、晕厥等症状。根据中医治疗原则——急则治标，应采用芳香开窍的药物进行治疗。该类药对中枢神经系统、循环系统、脑细胞的超微结构等方面有着确切的药理作用，能改善脑功能、减轻脑水肿和脑损害。其药代动力学特征是："芳香走窜"——吸收快、分布快而广泛、消除迅速，在脑内有较高的分布浓度且停留时间长；"开窍"——该类药的有效成分主要为脂溶性强、分子量极小的挥发性成分，易透过血脑屏障进入脑组织；"醒神护脑"——其对中枢神经系统的主要药理作用表现为镇静安神与醒脑护脑的双向调节作用，在脑内发挥药效，减轻脑损伤；"引药上行"——引药上行作用表现为除了本身能进入脑组织发挥作用之外，还可促进其他药物透过血脑屏障，以更快更好地发挥药效。

单味中药有：麝香、冰片、苏合香、石菖蒲、安息香、樟脑。复方包括：安宫牛黄丸、至宝丹、紫雪丹、苏合香丸等。安宫牛黄丸、紫雪丹、至宝丹，中医称"开窍三宝"，共同具有开窍镇痉、安神定志、清热解毒之功效，用于治疗窍闭神昏证。但三者功效各有侧重，开窍镇痉之力，至宝丹最强，紫雪丹次之，安宫牛黄丸更次之；清热开窍之力，安宫牛黄丸最强，紫雪丹次之，至宝丹更次之。

## 麝香

【药性】味辛，性温。归心、脾经。

【功效】开窍醒神，活血通经，消肿止痛。

【应用】

①热病神昏，中风痰厥，气郁暴厥，中恶昏迷。本品辛香温通，走窜之性甚烈，有极强的开窍通闭之功，可用于各种原因所致的闭证神昏，为醒神回苏之要药。无论寒闭、热闭，用之皆效，尤宜于寒闭神昏。用治温病热陷心包、痰热蒙蔽心窍、小儿惊风及中风痰厥等热闭神昏证，常配伍牛黄、冰片、朱砂等，组成凉开之剂，如安宫牛黄丸（《温病条辨》）、至宝丹（《太平惠民和剂局方》）；治中风卒昏、中恶胸腹满痛等寒浊或痰湿阻闭心窍之寒闭神昏，常配伍苏合香、檀香、安息香等药，组成温开之剂，如苏合香丸（《太平惠民和剂局方》）。

②血瘀经闭，癥瘕，胸痹心痛，心腹暴痛，跌仆伤痛，痹痛麻木，难产死胎。本品辛香，开通走窜，可行血中之瘀滞，开经络之壅遏，具有活血通经、止痛之功。用治血瘀经闭，常与丹参、桃仁、红花等药同用；若癥瘕痞块等血瘀重证，可与水蛭、虻虫、三棱等配伍，如化癥回生丹（《温病条辨》）；本品开心脉，祛瘀滞，为治心腹暴痛之佳品，常配伍川芎、三七、木香等；治偏正头痛，日久不愈者，常与赤芍、川芎、桃仁等配伍，如通窍活血汤（《医林改错》）。本品又为伤科要药，善于活血祛瘀、消肿止痛，治跌仆肿痛、骨折扭挫，常与乳香、没药、红花等配伍，如七厘散（《良方集腋》）、八厘散（《医宗金鉴》），无论内服、外用均可；用治风寒湿痹、疼痛不已、顽固不愈者，可配伍独活、威灵仙、桑寄生等祛风湿、通经络之品。此外，本品辛香走窜，力达胞宫，有活血通经、催生下胎之效，可用治难产死胎、胞衣不下，常与肉桂配伍，如香桂散（《张氏医通》）。

③疮肿，瘰疬，咽喉肿痛。本品辛香行散，有良好的活血散结，消肿止痛作用，内服、外用均可。治疮疡肿毒，常与雄黄、乳香、没药同用，如醒消丸（《外科全生集》）；治咽喉肿痛，可与牛黄、蟾酥、珍珠等配伍，如六神丸

（《中华人民共和国药典临床用药须知·中药成方制剂卷》2010年版）。

【用法用量】0.03～0.1g，多入丸散用。外用适量。

【使用注意】孕妇禁用。

【现代研究】

①化学成分：主要含麝香大环类成分如麝香酮（$C_{16}H_{30}O$）（2.5%～5.4%）、麝香醇、麝香吡啶等，甾类成分如睾酮、胆甾醇等；还含有蛋白质、多肽、氨基酸等。《中华人民共和国药典·一部》（以下简称《中国药典》）2015年版中规定本品含麝香酮（$C_{16}H_{30}O$）不得少于2.0%。

②药理作用：本品能改变血脑屏障的通透性，增强中枢神经系统的耐缺氧能力，改善脑循环，具有兴奋中枢、抗脑损伤、改善学习记忆的作用。麝香还有明显的强心作用，能增强心肌收缩力和心排出量。麝香注射液可促进损伤神经的功能修复。麝香水剂具有扩血管作用。麝香酮能明显增加子宫收缩频率和强度，并有抗早孕和抗着床作用；麝香有一定的抗炎作用，其抗炎作用与氢化可的松相似；麝香还有抗肿瘤、免疫抑制等作用。

## 冰片

【药性】味辛、苦，性微寒。归心、脾、肺经。

【功效】开窍醒神，清热止痛。

【应用】

①热病神昏，惊厥，中风痰厥，气郁暴厥，中恶昏迷。本品味辛气香，有开窍醒神之功效，功似麝香但力较弱，二者常相须为用。因其性偏寒凉，为凉开之品，宜用于热病神昏。如治痰热内闭、热病神昏、暑热卒厥等热闭神昏，常与牛黄、麝香、黄连等配伍，如安宫牛黄丸（《温病条辨》）；若属寒闭神昏，常与苏合香、安息香、丁香等温开药配伍，如苏合香丸（《和剂局方》）。

②胸痹心痛。本品入心经，止心痛，用治冠心病心绞痛，可与川芎或丹参等配伍，如速效救心丸、复方丹参滴丸（《中国药典》）。

③目赤肿痛，口舌生疮，咽喉肿痛，耳道流脓。本品苦寒清热，有良好的泻火解毒、清热止痛之功，为五官科常用药。治疗目赤肿痛，单用点眼即可，或与炉甘石、硼砂、熊胆粉等制成点眼药水，如八宝眼药水（《全国中药成药处方集》）；治疗咽喉肿痛、口舌生疮、牙龈肿痛，常与硼砂、朱砂、玄明粉等

配伍，如冰硼散（《外科正宗》），或研细末，吹敷患处；治疗风热喉痹，《濒湖集简方》以之与灯心草、黄柏、白矾共为末，吹患处。治疗急、慢性化脓性中耳炎，可以本品搅溶于核桃油中滴耳。

④疮疡肿痛，久溃不敛，烧烫伤。本品有清热解毒、防腐生肌作用。治疮疡溃后不敛，可配伍牛黄、珍珠、炉甘石等，如八宝丹（《疡医大全》），或与象皮、血竭、乳香等同用，如生肌散（《经验方》）；治烧烫伤，可与朱砂、香油制成药膏外用。

【用法用量】0.15 ~ 0.3g，入丸散用。外用研粉点敷患处。

【使用注意】孕妇慎用。

【现代研究】

①化学成分：从樟科植物樟中提取的天然冰片主要成分为右旋龙脑，从菊科植物艾纳香中提取的冰片主要含左旋龙脑，含少量桉油精、左旋樟脑、倍半萜醇等。机制冰片除含有龙脑外，还含有大量异龙脑。《中国药典》规定冰片（合成龙脑）含龙脑（$C_{10}H_{18}O$）不得少于 55.0%；艾片（左旋龙脑）含左旋龙脑以龙脑（$C_{10}H_{18}O$）计不得少于 85.0%；天然冰片（右旋龙脑）含右旋龙脑（$C_{10}H_{18}O$）不得少于 96.0%。

②药理作用：本品对中枢神经系统具有兴奋和抑制双重作用，龙脑、异龙脑均有耐缺氧作用，并改善缺血脑组织能量代谢，减轻脑损伤；本品还能抗心肌缺血，局部应用对感觉神经有轻微刺激，有一定的止痛及温和的防腐作用；本品对金黄色葡萄球菌、乙型溶血性链球菌、草绿色链球菌、肺炎球菌和大肠杆菌等在试管内均有明显抗菌作用，呈现出低浓度抑菌，高浓度杀菌的作用；本品还能抗生育，并具有促进药物吸收、影响药物分布等作用。

## 苏合香

【药性】味辛，性温。归心、脾经。

【功效】开窍醒神，辟秽，止痛。

【应用】

①中风痰厥，猝然昏倒，惊痫。本品辛香气烈，有开窍醒神之效，作用与麝香相似而力稍逊且长于温通、辟秽，故为治面青、身凉、苔白、脉迟之寒闭神昏的要药。治疗中风痰厥，猝然昏倒，惊痫等属于寒邪、痰浊内闭者，常配

伍麝香、安息香、檀香等，如苏合香丸（《太平惠民和剂局方》）。

②胸痹心痛，胸腹冷痛。本品温通、走窜，可收化浊开郁，祛寒止痛之效。用治寒凝气滞、心脉不通之胸痹心痛，可与冰片、檀香等配伍，如冠心苏合丸（《中国药典》）。治疗痰浊寒凝之胸脘痞满冷痛，常与冰片等同用，如苏合丸（《和剂局方》）。

【用法用量】0.3 ~ 1g，宜入丸散服。

【现代研究】

①化学成分：主要含萜类和挥发油，如肉桂酸、α- 蒎烯、β- 蒎烯、月桂烯、莰烯、柠檬烯、α- 松香油醇、桂皮醛、乙基苯酚等。《中国药典》规定本品含肉桂酸（$C_9H_8O_2$）不得少于 5.0%。

②药理作用：本品具有穿透血脑屏障、兴奋中枢、抗缺氧等作用，并能对抗心肌梗死，增强耐缺氧能力，能减慢心率，改善冠脉流量和降低心肌耗氧；苏合香脂有明显抗血小板聚集作用，苏合香还能明显延长血浆复钙时间和凝血酶原时间，降低纤维蛋白原含量和促进纤溶酶活性。苏合香有祛痰作用，并有较弱的抗菌作用，可用于各种呼吸道感染；可缓解局部炎症，促进溃疡与创伤的愈合，所含桂皮酸具有抗菌、防腐、利胆、止泻等作用。

## 石菖蒲

【药性】味辛、苦，性温。归心、胃经。

【功效】开窍豁痰，醒神益智，化湿开胃。

【应用】

①痰蒙清窍，神昏癫痫。本品辛开苦燥温通，芳香走窜，善于化湿、豁痰、辟秽而开窍醒神。擅治痰湿秽浊之邪蒙蔽清窍所致之神志昏乱。治疗中风痰迷心窍、神志昏乱、舌强不能语，常与半夏、天南星、陈皮等燥湿化痰药同用，如涤痰汤（《济生方》）；若治痰热蒙蔽，高热、神昏谵语者，常与郁金、半夏、竹沥等配伍，如菖蒲郁金汤（《温病全书》）；治痰热癫痫抽搐，可与枳实、竹茹、黄连等配伍，如清心温胆汤（《古今医鉴》）。

②健忘失眠，耳鸣耳聋。本品入心经，开心窍，具有宁心安神益智、聪耳明目之功。治健忘证，常与人参、茯苓等配伍，如不忘散（《证治准绳》）、开心散（《备急千金要方》）；治劳心过度、心神失养所致的失眠、多梦、心悸怔

仲，常与人参、白术、龙眼肉等配伍，如安神定志丸（《杂病源流犀烛》）；治心肾两虚、耳鸣耳聋、头昏、心悸，常与菟丝子、女贞子、墨旱莲等配伍，如安神补心丸（《中药制剂手册》）；若湿浊蒙蔽、头晕、嗜睡、健忘、耳鸣、耳聋等症，又常与茯苓、远志、龙骨等配伍，如安神定志丸（《医学心悟》）。

③湿阻中焦，脘痞不饥，噤口痢。本品气味芳香，具有化湿醒脾和胃之功。用治湿浊中阻，脘痞不饥，常与砂仁、苍术、厚朴等配伍；若治湿热蕴伏之身热吐利、胸脘痞闷、舌苔黄腻者，可与黄连、厚朴等配伍，如连朴饮（《霍乱论》）；若治湿热毒盛，水谷不纳，里急后重之噤口痢，又常与黄连、茯苓、石莲子等配伍，如开噤散（《医学心悟》）。

【用法用量】煎服，3 ~ 10g；鲜品加倍。

【现代研究】

①化学成分：主要含挥发油，如 α,β 及 γ - 细辛醚、欧细辛醚、顺式甲基异丁香酚、榄香烯、细辛醛、δ - 荜澄茄烯、百里香酚、肉豆蔻酸；黄酮类成分：顺式环氧细辛酮、2′- 二羟基细辛酮。《中国药典》规定本品含挥发油不得少于 1.0%（mL/g），饮片含挥发油不得少于 0.7%（mL/g）。

②药理作用：石菖蒲水提液、挥发油，或细辛醚、β- 细辛醚均有镇静、抗惊厥、抗抑郁、改善学习记忆和抗脑损伤作用，并能调节胃肠运动；石菖蒲总挥发油对豚鼠气管平滑肌具有解痉作用，β- 细辛醚能增加小鼠腹腔注射酚红后离体气管段酚红排出量，并延长二氧化硫致小鼠咳嗽的发作潜伏期，减少咳嗽次数，呈现出较好的平喘、祛痰和镇咳作用；石菖蒲还有改善血液流变性、抗血栓、抗心肌缺血损伤等作用。

芳香开窍药物的使用，为中医治疗动脉粥样硬化打开了新的大门，为以后研究新的治疗思路提供了重要参考。

## 二、活血化瘀

中医理论认为动脉粥样硬化斑块为脉道中有形之邪，可以"血瘀"辨证，因此，可以利用活血化瘀方剂作为主要治疗处方。大量研究显示，活血化瘀中药可以通过调节血脂代谢，改善血液流变学及稳定或消退动脉粥样硬化斑块等方法来对抗动脉粥样硬化，具有多方面、多途径的特点。

动脉粥样硬化作为一种慢性炎症反应，从脂纹形成到斑块破裂的全过程，炎症因子贯穿始终。活血化瘀中药可以通过氧化应激、调节血脂等角度对动脉粥样硬化进行辨证论治。

凡以通利血脉、促进血行、消散瘀血为主要功效，用于治疗瘀血病症的药物，称活血化瘀药。其中活血作用较强者，又称破血药，或逐瘀药。活血化瘀药依据其作用强弱的不同，有和血行血、活血散瘀、破血逐瘀之分，除此之外还有益气活血之法。

### 1. 和血行血药

本类药物多具辛味，辛散善行，既入血分，又入气分，活血每兼行气，有良好的止痛效果，主治气血瘀滞所致的各种痛症，如头痛、胸胁痛、心腹痛、痛经、产后腹痛、肢体痹痛、跌打损伤之瘀痛等。也可用于其他瘀血病症。

<h3 style="text-align:center">川芎</h3>

【**药性**】味辛，性温。归肝、胆、心包经。

【**功效**】活血行气，祛风止痛。

【**应用**】

①血瘀气滞痛证。本品辛温散通，既能活血化瘀，又能行气止痛，为"血中之气药"，具通达气血功效，故治气滞血瘀之胸胁、腹部诸痛。若治心脉瘀阻之胸痹心痛，常与丹参、桂枝、檀香等同用；若治肝郁气滞之胁痛，常配柴胡、白芍、香附，如柴胡疏肝散（《景岳全书》）；如肝血瘀阻，积聚痞块、胸胁刺痛，多与桃仁、红花等同用，如血府逐瘀汤（《医林改错》）。若治跌仆损伤、瘀肿疼痛，可配乳香、没药、三七等药用。

②头痛，风湿痹痛。本品辛温升散，能"上行头目"，祛风止痛，为治头痛要药，无论风寒、风热、风湿、血虚、血瘀头痛均可随证配伍用之，故李东垣言"头痛须用川芎"。治风寒头痛，配羌活、细辛、白芷，如川芎茶调散（《太平惠民和剂局方》）；若配羌活、藁本、防风等，可治风热头痛，如川芎散（《兰室秘藏》）；若治风湿头痛，可配羌活、独活、防风，如羌活胜湿汤（《内外伤辨惑论》）；配当归、白芍，取本品祛风止痛之功，可治血虚头痛，如加味四物汤（《金匮翼》）；若治血瘀头痛，可配赤芍、麝香，如通窍活血汤（《医林改错》）。

本品辛散温通，既能祛风通络止痛，又可治风湿痹痛，常配独活、秦艽、防风、桂枝等药同用，如独活寄生汤（《备急千金要方》）。

【用法用量】煎服，3～10g。

【使用注意】阴虚火旺、多汗、热盛及无瘀之出血症和孕妇均当慎用。

【古籍摘要】

《神农本草经》："主中风入脑头痛，寒痹，筋脉缓急，金疮，妇人血闭无子。"

《本草汇言》："芎䓖，上行头目，下调经水，中开郁结，血中气药。尝为当归所使，非第治血有功，而治气亦神验也……味辛性阳，气善走窜而无阴凝黏滞之态，虽入血分，又能去一切风、调一切气。"

【现代研究】

①化学成分：本品含生物碱、挥发油、酚类物质、内脂素及维生素 A、叶酸、蔗糖、甾醇、脂肪油等。

②药理作用：川芎嗪能扩张冠状动脉，增加冠状动脉血流量，改善心肌的血氧供应，并降低心肌的耗氧量，可扩张脑血管，降低血管阻力，显著增加脑及肢体血流量，改善微循环。

## 乳香

【药性】味辛、苦，性温。归心、肝、脾经。

【功效】活血行气止痛，消肿生肌。

【应用】

①跌打损伤，疮疡痈肿。乳香辛香走窜，入心、肝经。味苦通泄入血，既能散瘀止痛，又能活血消痈，祛腐生肌，为外伤科要药。治跌打损伤，常配没药、血竭、红花等药同用，如七厘散（《良方集腋》）；配没药、金银花、白芷、穿山甲（代）等，可治疮疡肿毒初起，红肿热痛，如仙方活命饮（《校注妇人大全良方》）；治痈疽、瘰疬、痰核，肿块坚硬不消，可配没药、麝香、雄黄以解毒消痈散结，如醒消丸（《外科全生集》）；治疮疡溃破，久不收口，常配没药研末外用以生肌敛疮，如海浮散（《疮疡经验全书》）。

②气滞血瘀之痛证。本品辛散走窜，味苦通泄，既入血分，又入气分，能行血中气滞，化瘀止痛；内能宣通脏腑气血，外能透达经络，可用于一切气滞血瘀之痛证。《珍珠囊》谓其能"定诸经之痛"。治胃脘疼痛，可与没药、延胡

索、香附等同用，如手拈散（《医学心悟》）；若治胸痹心痛，可配伍丹参、川芎等药用，如脑心通胶囊，丹参等活血化瘀药配伍乳香、没药进一步发挥其活血化瘀、止痛的作用；治痛经、经闭、产后瘀阻腹痛，常配伍当归、丹参、没药等药同用，如活络效灵丹（《医学衷中参西录》）；治风寒湿痹、肢体麻木疼痛，常与羌活、防风、秦艽、当归等同用，如蠲痹汤（《医学心悟》）。

【用法用量】煎服，3 ~ 5g，宜炒去油用。外用适量，生用或炒用，研末外敷。

【使用注意】胃弱者慎用，孕妇及无瘀滞者忌用。

【古籍摘要】

《名医别录》："疗风水毒肿，去恶气。""疗风瘾疹痒毒。"

《本草纲目》："消痈疽诸毒，托里护心，活血定痛，治妇人难产，折伤。""乳香香窜，能入心经，活血定痛，故为痈疽疮疡、心腹痛要药……产科诸方多用之，亦取其活血之功耳。"

《本草汇言》："乳香，活血祛风，舒筋止痛之药也……又跌仆斗打，折伤筋骨，又产后气血攻刺，心腹疼痛，恒用此，咸取其香辛走散，散血排脓，通气化滞为专功也。"

【现代研究】

①化学成分：主要含有树脂、树胶和挥发油。树脂的主要成分为游离 α,β-乳香酸、结合乳香酸、乳香树脂烃；树胶主要成分为阿糖酸的钙盐和镁盐，西黄芪胶黏素；挥发油含蒎烯、α,β- 水芹烯等。

②药理作用：乳香有镇痛、消炎、升高白细胞的作用，并能加速炎症渗出排泄，促进伤口愈合；所含蒎烯有祛痰作用；乳香能明显减轻阿司匹林、保泰松、利血平所致胃黏膜损伤及应激性黏膜损伤，减低幽门结扎性溃疡指数及胃液游离酸度。

## 2. 活血散瘀药

凡以调畅血脉，散瘀止痛为主要功效的药物，称活血散瘀药。本类药物性能大多辛散苦泄，主归肝经血分，具有活血散瘀之功，尤善通畅血脉而调经水，亦常用于瘀血痛症，癥瘕，跌打损伤，疮痈肿毒。

# 丹参

**【药性】**味苦,性微寒。归心、肝经。

**【功效】**活血调经,祛瘀止痛,凉血消痈,清心除烦。

**【应用】**

①月经不调,闭经痛经,产后瘀滞腹痛。丹参功擅活血祛瘀,性微寒而缓,能祛瘀生新而不伤正,善调经水,为妇科调经常用药。《本草纲目》谓其"能破宿血,补新血"。

②血瘀心痛,脘腹疼痛,癥瘕积聚,跌打损伤,风湿痹证。本品善能通行血脉,祛瘀止痛,广泛应用于各种瘀血病证。如治血脉瘀阻之胸痹心痛、脘腹疼痛,可配伍砂仁、檀香用,脑心通胶囊中丹参配伍虫类药取其活血祛瘀生新之功,主治中风、胸痹之气虚血滞、脉络瘀阻证。《本草便读》称其为"调理血分之首药",在丹红注射液中为君药,善通行血脉,祛瘀止痛,祛瘀生新而不伤正,如丹参饮(《医学金针》);治癥瘕积聚,可配伍三棱、莪术、鳖甲等药用;治跌打损伤,肢体瘀血作痛,常与当归、乳香、没药等同用,如活络效灵丹(《医学衷中参西录》);治风湿痹证,可配伍防风、秦艽等祛风除湿药用。

③疮痈肿毒。本品性寒,既能凉血活血,又能清热消痈,可用于热毒瘀阻引起的疮痈肿毒,常配伍清热解毒药用。

④热病烦躁神昏,心悸失眠。本品入心经,既可清热凉血,又可除烦安神,既能活血又能养血以安神定志。用于热病邪入心营之烦躁不寐,甚或神昏,可配伍生地黄、玄参、黄连、竹叶等;用于血不养心之失眠、心悸,常与生地黄、酸枣仁、柏子仁等同用,如天王补心丹(《摄生秘剖》)。

**【用法用量】**煎服,10～15g。活血化瘀宜酒炙用。

**【使用注意】**反藜芦,孕妇慎用。

**【古籍摘要】**

《日华子本草》:"养神定志,通利关脉。治冷热劳,骨节疼痛,四肢不遂;排脓止痛,生肌长肉;破宿血,补新生血;安生胎,落死胎;止血崩带下,调妇人经脉不匀,血邪心烦;恶疮疥癣,瘿赘肿毒,丹毒;头痛,赤眼,热温狂闷。"

《滇南本草》:"补心,生血,养心,定志,安神宁心。治健忘怔忡,惊悸不寐。"

**【现代研究】**

①化学成分：主要含脂溶性成分和水溶性成分。丹参酮Ⅰ、ⅡA、ⅡB，隐丹参酮、异隐丹参酮、羟基丹参酮、降丹参酮，异丹参酮Ⅰ、Ⅱ，丹参新酮、左旋二氢丹参酮、丹参酸甲酯、丹参醇Ⅰ、Ⅱ、Ⅲ，紫丹参甲素、紫丹参乙素，丹参醌A、B、C、亚甲基丹参醌及丹参酚、丹参醛等。亦含水溶性成分，如丹参素（β-3′,4′-二羟基苯基乳酸），丹参酸甲、乙、丙，原儿茶酸、原儿茶醛。

②药理作用：丹参能抗心律失常，扩张冠状动脉，增加冠脉血流量，调节血脂，抗动脉粥样硬化；能改善微循环，提高耐缺氧能力，保护心肌；可扩张血管，降低血压；能降低血液黏度，抑制血小板聚集，对抗血栓形成；能保护肝细胞损伤，促进肝细胞再生，有抗肝纤维化作用；能改善肾功能、保护缺血性肾损伤。此外，丹参还有一定的镇静、镇痛、抗炎、抗过敏作用。脂溶性的丹参酮类物质有抗肿瘤作用。丹参总提取物有一定的抗疲劳作用。

# 红花

**【药性】**味辛，性温。归心、肝经。

**【功效】**活血通经，祛瘀止痛。

**【应用】**

①血滞经闭，痛经，产后瘀滞腹痛。红花辛散温通，为活血祛瘀、通经止痛之要药，是妇产科血瘀病证的常用药，常与当归、川芎、桃仁等相须为用。治痛经，单用奏效。配伍赤芍、延胡索、香附等以理气活血止痛。

②癥瘕积聚。本品能活血通经，祛瘀消癥，可以治疗癥瘕积聚，常配伍三棱、莪术、香附等药。

③胸痹心痛，血瘀腹痛，胁痛。本品能活血通经，祛瘀止痛，善治瘀阻心腹胁痛。若治胸痹心痛，常配桂枝、瓜蒌、丹参等药，如脑心通胶囊。丹红注射液由丹参和红花组成，君臣相配，辛开苦降，升降共投调理气机，畅旺血行，使血脉流畅，可用于治疗瘀血痹阻、脉络不通之中风、胸痹，其诸症可愈；治瘀滞腹痛，常与桃仁、川芎、牛膝等同用，如血府逐瘀汤（《医林改错》）。

④跌打损伤，瘀滞肿痛。本品善能通利血脉，消肿止痛，为治跌打损伤，

瘀滞肿痛之药，常配木香、苏木、乳香、没药等药用。

此外，红花还可用于回乳、瘀阻头痛、眩晕、中风偏瘫、喉痹、目赤肿痛等症。

【用法用量】煎服，3 ~ 10g。外用适量。

【使用注意】孕妇忌用。有出血倾向者慎用。

【古籍摘要】

《新修本草》："治口噤不语，血结，产后诸疾。"

《本草汇言》："红花，破血、行血、和血、调血之药也。"

【现代研究】

①化学成分：含红色、黄色的色素，如红花苷、前红花苷、红花醌苷、新红花苷、红花黄色素 AB 等。又含多酚类成分如绿原酸、咖啡酸、儿茶酚、焦性儿茶酚等。还含挥发性成分 80 余种。

②药理作用：红花有轻度兴奋心脏、降低冠脉阻力、增加冠脉流量和心肌营养性血流量的作用，可保护和改善心肌缺血，缩小心肌梗死范围。

## 3. 破血逐瘀药

凡药性峻猛，以破血逐瘀为主要功效的药物，称破血逐瘀药。本类药物味多辛苦，虫类药居多，兼有咸味，均归肝经血分。虫类药活血力量强劲，具有走窜之性，凡气血凝聚之处皆能开之，凡真气难达之死角，草木难攻之瘀滞皆能除之，为他药所不及。虫类药作用峻猛，走而不守，通过其推陈致新的作用，达到活血祛瘀的目的，以其行气散滞、活血化瘀的作用，达到行气止痛、化瘀散结的目的，用于治疗各类气滞血瘀证。虫类药因其为血肉之品，有情之物，性喜攻逐走窜，通经达络，搜剔疏利，无处不至；又与人类体质比较接近，容易吸收和利用，效用佳良而可靠，起到挽澜之功，乃草木、矿石之类所不能比拟，并且药源丰富，从而被临床广泛使用。

### 水蛭

【药性】味咸、苦，性平。有小毒。归肝经。

【功效】破血通经，逐瘀消癥。

【应用】

①血瘀经闭，癥瘕积聚。本品咸苦入血，破血逐瘀力强，主要用于血滞经

闭、癥瘕积聚等证。常与虻虫相须为用，也常配三棱、莪术、桃仁、红花等药用，如抵当汤（《伤寒论》）；若兼体虚者，可配人参、当归等补益气血药，如化癥回生丹（《温病条辨》）。脑心通胶囊方水蛭、地龙、全蝎为臣药，配伍君药黄芪、活血化瘀药等发挥活血逐瘀、通行经络、通利血脉的作用。

②跌打损伤，心腹疼痛。取本品破血逐瘀之功，亦常用于跌打损伤，可配苏木、自然铜等药用，如接骨火龙丹（《普济方》）。治瘀血内阻，心腹疼痛，大便不通，则配伍大黄、牵牛子，如夺命散（《重订严氏济生方》）。

【用法用量】煎服，1.5 ~ 3g；研末服，0.3 ~ 0.5g。以入丸、散或研末服为宜。或以鲜活者放置于瘀肿局部吸血消瘀。

【使用注意】孕妇及月经过多者忌用。

【古籍摘要】

《神农本草经》："主逐恶血，瘀血，月闭，破血逐瘀，无子，利水道。"

《本草衍义》："治折伤。"

【现代研究】

①化学成分：主要含蛋白质。唾液中含有水蛭素，还含有肝素、抗血栓素及组织胺样物质。

②药理作用：水蛭水煎剂有较强抗凝血作用，能显著延长纤维蛋白的凝聚时间，水蛭提取物、水蛭素对血小板聚集有明显的抑制作用，抑制大鼠体内血栓的形成，对弥漫性血管内凝血有很好的治疗作用。

## 全蝎

【药性】味辛，性平。有毒。归肝经。

【功效】息风镇痉，攻毒散结，通络止痛。

【应用】

①痉挛抽搐。本品主入肝经，性善走窜，既平息肝风，又搜风通络，有良好的息风止痉之效，为治痉挛抽搐之要药。用治各种原因之惊风、痉挛抽搐，常与蜈蚣同用，即止痉散（《经验方》）；如用治小儿急惊风高热、神昏、抽搐，常与羚羊角、钩藤、天麻等清热息风药配伍；用治小儿慢惊风抽搐，常与党参、白术、天麻等益气健脾药同用；用治痰迷癫痫抽搐，可与郁金、白矾等份，研细末服；若治破伤风痉挛抽搐、角弓反张，又与蜈蚣、天南星、蝉蜕等

配伍，如五虎追风散（广州中医学院《方剂学》）；或与蜈蚣、钩藤、朱砂等配伍，如摄风散（《证治准绳》）；治疗风中经络，口眼㖞斜，可与白僵蚕、白附子等同用，如牵正散（《杨氏家藏方》）。

②疮疡肿毒，瘰疬结核。本品味辛，有毒，故有散结、攻毒之功，多作外敷用。如《本草纲目》引《澹寮方》用全蝎、栀子，麻油煎黑去渣，入黄蜡为膏外敷，治疗诸疮肿毒；《医学衷中参西录》以本品焙焦，黄酒下，消颌下肿硬；《经验方》小金散，以本品配马钱子、半夏、五灵脂等，共为细末，制成片剂用，治流痰、瘰疬、瘿瘤等证。近代用本品配伍蜈蚣、地龙各等份，研末或水泛为丸服，以治淋巴结核、骨与关节结核等。亦有单用全蝎，香油炸黄内服，治疗流行性腮腺炎。

③风湿顽痹。本品善于通络止痛，对风寒湿痹久治不愈，筋脉拘挛，甚则关节变形之顽痹，作用颇佳。可用全蝎配麝香少许，共为细末，温酒送服，对减轻疼痛有效，如全蝎末方（《仁斋直指方》）；临床亦常与川乌、白花蛇、没药等祛风、活血、舒筋活络之品同用。

④顽固性偏正头痛。本品搜风通络止痛之效较强，用治偏正头痛，单味研末吞服即有效；配合天麻、蜈蚣、川芎、僵蚕等同用，则其效更佳。

【用法用量】煎服，3 ~ 6g。研末吞服，每次 0.6 ~ 1g。外用适量。

【使用注意】本品有毒，用量不宜过大。孕妇慎用。

【古籍摘要】

《开宝本草》："疗诸风瘾疹及中风半身不遂，口眼㖞斜，语涩，手足抽掣。"

《本草从新》："治诸风掉眩，惊痫抽掣，口眼㖞斜……厥阴风木之病。"

《本草求真》："全蝎，专入肝祛风，凡小儿胎风发搐，大人半身不遂，口眼㖞斜，语言謇涩，手足抽掣，疟疾寒热，耳聋，带下，皆因外风内客，无不用之。"

【现代研究】

①化学成分：本品含蝎毒，一种类似蛇毒神经毒的蛋白质。并含三甲胺、甜菜碱、牛磺酸、棕榈酸、软硬脂酸、胆甾醇、卵磷脂及铵盐等。尚含钠、钾、钙、镁、铁、铜、锌、锰等元素。现研究最多的有镇痛活性最强的蝎毒素Ⅲ、抗癫痫肽（AEP）等。

②药理作用：东亚钳蝎毒和从粗毒中纯化得到的 AEP 有明显的抗癫痫作用；全蝎对士的宁、烟碱、戊四氮等引起的惊厥有对抗作用；全蝎提取液有抑制动物血栓形成和抗凝作用；蝎身及蝎尾制剂对动物躯体痛或内脏痛均有明显镇痛作用；蝎尾镇痛作用比蝎身强约 5 倍；全蝎水、醇提取物分别对人体肝癌和结肠癌细胞有抑制作用。

## 地龙

【药性】味咸，性寒。归肝、脾、膀胱经。

【功效】清热定惊，通络，平喘，利尿。

【应用】

①高热惊痫，癫狂。本品性寒，既能息风止痉，又善于清热定惊，故适用于热极生风所致的神昏谵语、痉挛抽搐及小儿惊风，或癫痫、癫狂等症。如《本草拾遗》治狂热癫痫，即以本品同盐化为水，饮服；《摄生众妙方》治小儿急慢惊风，则用本品研烂，同朱砂作丸服。治高热抽搐惊痫之症，多与钩藤、牛黄、白僵蚕、全蝎等息风止痉药同用。

②气虚血滞，半身不遂。本品性走窜，善于通行经络，常与黄芪、当归、川芎等补气活血药配伍，治疗中风后气虚血滞、经络不利、半身不遂、口眼㖞斜等症，如补阳还五汤（《医林改错》）。

③痹证。本品长于通络止痛，适用于多种原因导致的经络阻滞，血脉不畅，肢节不利之症。性寒清热，尤适用于关节红肿疼痛、屈伸不利之热痹，常与防己、秦艽、忍冬藤、桑枝等除湿热、通经络药物配伍；如用治风寒湿痹之肢体关节麻木、疼痛尤甚、屈伸不利等症，则应与川乌、草乌、南星、乳香等祛风散寒、通络止痛药配伍，如小活络丹（《太平惠民和剂局方》）。

④肺热哮喘。本品性寒降泄，长于清肺平喘。用治邪热壅肺，肺失肃降之喘息不止，喉中哮鸣有声者，单用研末内服即效；亦可用鲜地龙水煎，加白糖收膏用。或与麻黄、杏仁、黄芩、葶苈子等同用，以加强清肺化痰、止咳平喘之功。

⑤小便不利，尿闭不通。本品咸寒走下入肾，能清热结而利水道。用于热结膀胱，小便不通，可单用，或配伍车前子、木通、冬葵子等同用。

此外，本品有降压作用，常用治肝阳上亢型高血压病。

【用法用量】煎服，5 ~ 9g。

【古籍摘要】

《本草拾遗》："疗温病大热，狂言，主天行诸热，小儿热病癫痫。"

《本草纲目》："性寒而下行，性寒故能解诸热疾，下行故能利小便，治足疾而通经络也。""主伤寒疟疾，大热狂烦，及大人小儿小便不通，急慢惊风，历节风痛。"

【现代研究】

①化学成分：本品含多种氨基酸，以谷氨酸、天冬氨酸、亮氨酸含量最高；含铁、锌、铜、铬等微量元素；含花生四烯酸、琥珀酸等有机酸。还含蚯蚓解热碱、蚯蚓素、蚯蚓毒素、黄嘌呤、次黄嘌呤、黄色素及酶类等成分。

②药理作用：蚯蚓水煎液及蚯蚓解热碱有良好的解热作用；热浸液、醇提取物对小鼠和家兔均有镇静、抗惊厥作用；广地龙次黄嘌呤具有显著的舒张支气管作用；并能拮抗组织胺及毛果芸香碱对支气管的收缩作用；广地龙酊剂、干粉混悬液、热浸液、煎剂等，均有缓慢而持久的降压作用；地龙提取物具有纤溶和抗凝作用。此外，地龙还具有增强免疫、抗肿瘤、抗菌、利尿、兴奋子宫及肠平滑肌作用。

### 4. 益气活血法

益气活血法最初来源于《黄帝内经》，记载有"定其血气，各守其乡，血实者宜决之，气虚者宜掣引之"等论述。现代医学研究发现益气活血类方药主要具有扩张血管、抑制炎症反应及抗氧化应激等作用，继而达到干预动脉粥样硬化的作用。益气解毒活血方由人参、大黄、瓜蒌组成，是姜良铎教授的经验方，在临床上可以明显改善动脉粥样硬化患者的临床症状，并有降低高敏 C 反应蛋白（hs-CRP）水平的作用。吴圣贤等采用新西兰兔动脉粥样硬化模型研究了益气解毒活血方的作用机制。将人参 0.64g/kg、大黄 0.43g/kg、瓜蒌 2.14g/kg 细粉配成 50mL 混悬液灌胃给药，用药 11 周后能够明显抑制动脉粥样硬化相关炎症因子的表达，与模型组相比有统计学差异（$P < 0.05$）。其机制可能是通过抑制炎症反应，降低 hs-CRP、细胞间黏附分子 1（ICAM-1）、血管细胞黏附因子 1（VCAM-1）、单核细胞趋化蛋白 1（MCP-1）等炎症因子的水平，起到延缓动脉粥样硬化进程的作用。

周明学等探讨活血益气化痰中药对载脂蛋白 E（ApoE）基因敲除小鼠动脉粥样硬化斑块炎症反应的影响。基因敲除小鼠予高脂饮食喂养 13 周后，形成成熟的动脉粥样硬化斑块后随机分为 6 组：活血组给予丹参酮 0.6g/kg，益气组给予西洋参总皂苷 0.27g/kg，化痰组给予瓜蒌提取物 4.505g/kg，阳性对照组给予辛伐他汀 9.01mg/kg，模型组、正常组给予生理盐水，均灌胃给药，1 次/天。相应处理 6 周后，处死动物取主动脉根部染色、测量并计算脂质核心占斑块总面积的百分比以及斑块内脂质成分与胶原成分的比值，免疫组织化学染色法观察主动脉根部粒细胞 - 巨噬细胞集落刺激因子（GM-CSF）和 TNF-α 的蛋白表达，实时荧光定量法检测主动脉内核转录因子 -κB（NF-κB）的表达。结果发现与模型组相比，益气化痰水提液组小鼠动脉斑块内 GM-CSF 表达明显减少（$P < 0.01$），但是对 TNF-α 表达无明显影响。提示中药可能通过干预动脉粥样硬化炎症反应达到改善斑块内部成分及稳定易损性斑块的作用。临床实践提示可以通过益气活血类中药对动脉粥样硬化进行辨证论治。常用的益气活血方剂中补阳还五汤为首位。

### 补阳还五汤

【组成】生黄芪四两（120g），归尾二钱（6g），赤芍一钱半（4.5g），地龙去土一钱（3g），川芎一钱（3g），红花一钱（3g），桃仁一钱（3g）。

【用法】水煎服。

【功用】补气活血通络。

【主治】气虚血瘀之中风。半身不遂，口眼㖞斜，语言謇涩，口角流涎，小便频数或遗尿不禁，舌暗淡，苔白，脉缓无力。

【证治机理】本证之中风，由正气亏虚，气虚血滞，脉络瘀阻所致。正气亏虚，不能行血，以致脉络瘀阻，筋脉肌肉失养，故见半身不遂、口眼㖞斜。正如《灵枢·刺节真邪》所言："虚邪偏客于身半，其入深，内居荣卫，荣卫稍衰则真气去，邪气独留，发为偏枯。"气虚血瘀，舌本失养，故语言謇涩；气虚失于固摄，则口角流涎、小便频数、遗尿失禁；舌暗淡、苔白、脉缓无力，为气虚血瘀之征。本证以气虚为本，血瘀为标，即王清任所谓"因虚致瘀"，非独用活血化瘀或益气补虚之所宜。治当以补气为主，活血通络为辅。

【方解】方中重用生黄芪，甘温大补元气，使气旺以促血行，瘀去络通，为君药。当归尾活血通络而不伤血,为臣药。赤芍、川芎、桃仁、红花助当归尾活血祛瘀,为佐药;地龙通经活络,力专善走,并引诸药之力直达络中,为佐使药。合而用之,则气旺、瘀消、络通,诸症可愈。

【配伍特点】重用补气,佐以活血,气旺血行,补而不滞。

【运用】本方为益气活血法之代表方,又是治疗中风后遗症之常用方。以半身不遂,口眼㖞斜,舌暗淡,苔白,脉缓无力为辨证要点。本方久服方能显效,故取效后多需继服,以巩固疗效,防止复发。方中生黄芪用量独重,宜先用小量(30～60g),效果不显著逐渐增量;原方活血祛瘀药用量较轻,可根据病情适当加量。

【方论选录】至清中叶王勋臣出,对于此证,专以气虚立论,谓人之元气,全体原十分,有时损去五分,所余五分,虽不能充体,犹可支持全身。而气虚者经络必虚,有时气从经络处透过,并于一边,彼无气之边即成偏枯。爰立补阳还五汤,方中重用黄芪四两,以竣补气分,此即东垣主气之说也。然王氏书中全未言脉象何如,若遇脉之虚而无力者,用其方原可见效,若其脉象实而有力,其人脑中多患充血,而复用黄芪之温而升补者,以助其血愈上行,必至凶危立见,此固不可不慎也。(张锡纯《医学衷中参西录》)

# 第三章 脑心同治理论的形成与发展

中医心脑疾病学历经千余年的发展后，已建立起系统完整的基础医学理论体系和丰富的临床医学诊疗体系，中医脑心同治理论随其发展，经过"萌芽期""发展期""成熟期"及"提高期"后而日臻完善。1993年赵步长教授在继承和发扬祖国医学遗产中，总结和创立"中医脑心同治论"，经循证医学证明该学说的先进性和科学性，已在中医、中西医结合界取得共识和首肯。

中医脑心同治论不仅扩大了异病同治的内涵，而且提高和丰富中医证治的内容，对临床心脑血管疾病，尤其是心脑血管缺血性疾病的防治具有重大的指导意义，开辟了脑心同治同防新领域，推动和促进心脑血管疾病新学科的建设。

## 第一节 萌芽期

中医脑心同治理论的萌芽期系指春秋战国至元代，该期初步完成脑心的基础医学，如解剖形态学、病因学、病机学等，而在临床医学方面脑心治疗学则处于各自的萌芽状态而不甚完善，两者之间尚无同治可言。

### 一、中医脑心解剖形态学

中医解剖形态学早在春秋战国时期已产生，但不够系统，后因儒家思想影响而中止其研究，造成今天仍保持其初始状态。

《灵枢·经水》曰："若夫八尺之士，皮肉在此，外可度量切循而得之，其死可解剖而视之。其脏之坚脆，腑之大小，谷（胃肠）之多少，脉之长短，血之清浊，气之多少，十二经之多血少气，与其少血多气，与其皆多血气，与其皆少血气，皆有大数。"其内容分别见于《素问》《灵枢》《难经》等中医早期著作中。

脑位于颅腔内，其位最高。《灵枢·邪客》曰："天圆地方，人头圆，是方以应之。"《素问·阴阳应象大论》亦曰："惟贤人上配天以养头，下象地以养足，中傍人事以养五脏。"头在人体属于天阳之位，《金匮玉函经》曰："头者，身之元首。"东汉·宋均《春秋元命苞》亦曰："头者，神之所居，上圆象天，气之府也。"脑为髓之海，《灵枢·海论》曰："脑为髓之海，其腧上在于其盖，下在风府。"上为头盖骨，古称"天灵骨""顶心骨"，即今"顶骨"（Ossa parietale），针灸"百会"穴亦在其上。下在风府，"风府"系针灸穴位名，其在"枕骨"外。由此可见脑位于上至顶骨，下至枕骨的颅腔（Cavitascranii）中。唐代《黄帝内景经·至道章》曰："头有九宫，脑有九瓣。"此是脑沟回的最早记载。在古代文献中，脑的别名尚有"脑髓""上丹田""泥丸""神脏"等名。

头颅大小早在《灵枢》中就有记载，《灵枢·骨度》曰："头之大骨，围二尺六寸……发所覆者，颅至项尺二寸。"即人之头围为二尺六寸（同身寸），前后发际相距为一尺二寸（同身寸）。河南医学院和北京医学院按同身寸测量法，测得成人头围平均为二尺五寸五分，前后发际相距平均为一尺一寸七分（华山医院等编《实用神经病学》），古今测量结果相差无几，说明古代中医解剖学正常人体测量标准是正确的，无可争辩。

心的解剖位于胸腔（Cavitas thoracic）中，与肺同位于上焦。《难经·四十二难》曰："心重十二两，中有七孔、三毛，盛精汁三合。"《灵枢·顺气一日分为四时》曰："心为牡脏，其色赤。"脑心各一脏器，以脉络相连。唐·孙思邈《备急千金要方》曰："头者，身之元首，气血精明，三百六十五络，皆上归于头。"而心主身之血脉（《素问·痿论》）。

## 二、中医脑心藏象学

脑的生成始于胚胎，胚胎系由男女两精相合而形成，《灵枢·经脉》曰："人始生，先成精，精成而脑髓生。"即脑髓由先天之精所化生，精化生为髓，髓聚而成脑。脑髓虽系先天之精所化生，亦赖后天肾精充养而发育，《素问·逆调论》曰："肾不生，则髓不能满。"脑髓发挥其功能的物质基础尚需水谷精微化生气血来滋养，雷同于人体组织、器官、脏腑皆由水谷精微化成气血所充养，《灵枢·五癃津液别论》曰："五谷之津液，和合而为膏者，内渗入于骨空，补益脑髓。"《灵枢·决气》亦曰："谷入气满，淖泽注于骨，骨属屈伸，泄泽补益脑髓。"反之，若水谷营养物质不足或脱失，脑髓功能亦随之下降或缺失，《灵枢·口问》曰："上气不足，脑为之不满，耳为之苦鸣，头为之苦倾，目为之眩。"《灵枢·决气》亦曰："液脱者，骨属屈伸不利，色夭，脑髓消。"由上可知，脑髓系由男女媾合，两精相搏而始生于胚胎，是为先天之精，出生后又赖肾精滋养助其生长发育，是为后天之精，其功能发挥还依赖水谷精微化生气血津液所充养。其中某环节的供养若不足和缺失，皆可致脑髓发育不良或功能衰减。

脑虽在《素问》中被列为奇恒之腑，《素问·五脏别论》曰："脑、髓、骨、脉、胆、女子胞，此六者，地气之所生也，皆藏于阴而象于地，故藏而不泻，名曰奇恒之腑。"但在《黄帝内经》成书之前，脑为脏而非腑，脏腑是为六脏六腑，《素问·五脏别论》曰："余闻方士（此指明悟医术之人），或以脑髓为脏，或以肠胃为脏，或以为腑，敢问更相反，皆自谓是。"王冰注云："脑髓为脏，应在别经。"即在《黄帝内经》之外的经典著作中，因其散佚，虽无证据可言，但是不等于说"脑髓为脏"之说在《黄帝内经》之前不存在，《素问》和王冰的注释即是旁证。《黄帝内经》（《素问·五脏别论》）将脏腑的概念定义为："五脏者，藏精气（全元起本《针灸甲乙经》《黄帝内经太素》'精气'作'精神'）而不泻也，故满而不能实；六腑者，传化物而不藏，故实而不能满也。"但在《黄帝内经》的其他篇章中，脏腑的概念尚存歧义，如《素问·灵兰秘典论》则将胆、胃、大肠、小肠作为"十二脏之相使"，《素问·六节藏象论》曰："凡十一脏取决于胆也。"《素问·五脏生成》曰："五脏之象可以类推，五脏相音可以意识。"此不是互相矛盾，失之严谨。所谓"奇恒之腑"系指具有脏的功能而不是脏的形体，具有腑的形体而不具腑的功能。脑位于颅腔，为髓之海，具有脏的藏精气（精神）之功能，但无腑的中空形体特征，因而我们认为脑髓应为脏，不应列于奇恒之腑行列中。

脑心在藏象学中应列为两脏，故此为脑心同治立下藏象学基础。

心之生成同机体组织、器官、脏腑起始于胚胎，随之机体生长发育而形成，亦同样有赖于后天水谷精微化成气血所充养，而司其功能。

### 三、中医脑心疾病病因病机学

脑心同治论中的脑心疾病系指脑中风、真心痛、胸痹等，即现代医学的心脑血管缺血性疾病，其中以脑梗死、心肌梗死、冠心病为其代表。

《黄帝内经》无"中风"疾病名称，亦无专篇专章对中风的系统讨论，但已详细描述中风的临床表现，如偏枯、风痱、风痹、煎厥、薄厥、大厥、偏风、仆击等。

该病的病因病机系外感风邪所致，《素问·风论》曰："风中五脏六腑之俞，亦为脏腑之风。各入其门户所中，则为偏风。风气循风府而上，则为脑风。"《灵枢·九宫八风》亦曰："有三虚而偏中于邪风，则为击仆偏枯矣。"因腠理虚开，贼风乘虚侵入，内伤营卫，真气外泄系为病机，《灵枢·刺节真邪》曰："虚邪偏客于身半，其入深，内居荣卫，荣卫稍衰，则真气去，邪气独留，发为偏枯。"

《黄帝内经》认为肥胖体质易患中风，应视为本病之内因。《素问·通评虚实论》曰："凡治消瘅、仆击、偏枯、痿厥、气满发逆，肥贵人则高梁之疾也。"其病机为"隔塞闭绝"，上下之气闭塞，气脉断绝，则发厥。同时认为由脑髓空虚而发，《灵枢·海论》："髓海有余，则轻劲多力，自过其度；髓海不足，则脑转耳鸣，胫酸眩冒。"

《难经》和张仲景《伤寒论》所论之中风，实系外感之伤风感冒，与今三中风迥不相侔，异病同名。《金匮要略》将中风分为"中络、中经、中脏、中腑"四类，亦非今日之中风。因同名异病，故不讨论其病机。

隋·巢元方《诸病源候论》认为中风的病因系风湿，其内因为气血偏虚所致，《诸病源候论·风病诸候》曰："风偏枯者，由气血偏虚，则腠理开，受于风湿。"亦曰："中风者，风气中于人也。"

唐·孙思邈将中风分为四类，其病因亦为风邪所致，《备急千金要方》曰："中风大法有四：一曰偏枯，二曰风痱，三曰风懿，四曰风痹。"亦曰："偏枯者，半身不遂，肌肉偏不用而痛，言不变，智不乱，病在分腠之间，温卧取汗，益其不足，损其有余，乃可复也。"

由上可见，在唐宋之前，中医对中风的认识囿于"外风"之说，即外感六淫之风邪，与今对中风之认识大相径庭。

金元以降，中医学得到蓬勃发展，表现出革新思潮，造就出医史上称之的"金元四大家"，推动和发展中医理论进入新阶段。

金元时期创立中风病"内风论"，改变和扭转唐宋前的"外风论"，不可不谓中风病因学上新的转折点。刘河间主"火"，李东垣主"气"，朱丹溪主"痰"，三者所论虽各不同，但都以为中风皆由内发，与唐宋以前"外风论"所见大异。

刘河间（完素）主火论，见《河间六书·卒中暴死》曰："暴病暴死，火性疾速故也。斯由平日衣服饮食，安处动止，精魂神志，性情好恶，不循其宜而失其常，久则气变兴衰而为病也。或心火暴甚，而肾水衰弱不能制之，热气怫郁，心神昏冒，则筋骨不用，卒倒而无所知，是为僵仆也。"又曰："中风瘫痪者，非谓肝木之风实甚而卒中之也，亦非外中于风。由乎将息失宜而心火暴甚，肾水虚衰不能制之，则阴虚阳实而热气怫郁，心神昏冒，筋骨不用而卒全无所知也。多因喜怒思悲恐之五志有过极而卒中者，由五志过极皆为热甚故也。"

李东垣（杲）主气论，见《医学发明·中风》曰："中风者，非外来风邪，乃本气病也。凡人年逾四旬，气衰者，多有此疾。壮岁之际，无有也，若肥盛，则间有之，亦形盛气衰如此。"

朱丹溪（彦修、震亨）主痰论，见《丹溪心法·中风》曰："中风大率主血虚有痰，治痰为先，次养血行血，或属虚夹火（一作"痰"）与湿，又须分气虚血虚。半身不遂，大率多痰。在左属死血瘀（一作"少"）血，在右属痰有热并气虚。"

三者对中风创立主"火""气""痰"之论，对后世中医影响颇深，在临床医学中起主导作用，直至近期脑心同治论产生，此三者立论之影响才逐渐衰减。

元·王履将中风分为真中风和类中风两门，外感六淫风邪者所致中风者为真中风，因火、气、痰湿内因所致中风者为类中风，其说见《医经溯洄集·中风辨》曰："昔人三子之论（注：指刘完素、李东垣、朱震亨），皆不可偏废，但三子以相类中风之病，视为中风而立论，故使后人狐疑而不能决。殊不知因于风者，真中风也；因于火、因于气、因于湿者，类中风而非中风也。三子所论者，自是因火、因气、因湿而为暴病暴死之证，与风何相干哉！"

另刘完素提出中风的先兆证，至今仍有临床意义，如《素问病机气宜保命集·中风论》曰："中风者，俱有先兆之证，凡人如觉大拇指及次指麻木不仁，或手足不用，或肌肉蠕动者，三年内必有大风之至。"对中风的早期预防具有非常之意义。

心病早在《黄帝内经》中就列有"心痛""卒心痛""真心痛""厥心痛""心痹""心病"等，对其临床症状和临床体征都有翔实的描述，如《灵枢·厥论》曰："真心痛，手足清至节，心痛甚，旦发夕死，夕发旦死。"又曰："厥心痛，痛如以锥针刺其心。""厥心痛，色苍苍如死状，终日不得太息。"《素问·脏气法时论》曰："心病者，胸中痛，胁支满，胁下痛，膺背肩胛间痛，两臂内痛。"此皆颇似现代医学冠心病、心绞痛、心肌梗死的临床表现。对其病因病机，《黄帝内经》认为是气血亏虚，寒凝血涩，热邪犯心等所致，如《素问·举痛论》曰："脉泣则血虚，血虚则痛，其俞注于心，故相引而痛。"《素问·调经论》曰："寒气积于胸中而不泻，不泻则温气去，寒独留则血凝泣，凝则脉不通。"《素问·刺热》："心热病者，先不乐。数日乃热，热争则卒心痛。"

汉代医圣张仲景创立"胸痹"病名，涵盖今之心病，而"心痛"又包括今之胃痛。《金匮要略·胸痹心痛短气病脉证治》曰："胸痹不得卧，心痛彻背……胸中气塞，短气……心痛彻背，背痛彻心。"究其病因病机可见胸阳不足，水饮或痰涎之阳邪搏结。

隋唐时期对心痛的认识基本上继承汉张仲景观点，亦认为系寒邪痹阻致胸阳不振或气血虚弱致心脉失养所致。如《诸病源候论·心痛候》曰："心痛者，风冷邪气，乘于心也，其痛发……心有支别之络脉，其为风冷所乘，不伤于正经者，亦令心痛……诸阳气虚，少阴之经气逆，谓之阳虚阴厥，亦令心痛……诸脏虚受病，气乘于心者，亦令心痛。"

宋代对心痛的认识与汉隋唐一脉相承，无多发挥，如《圣济总录·卒心痛》曰："卒心痛者，本于脏腑虚弱，寒气卒然客之，其状心如寒痛，不得息。"又《圣济总录·厥心痛》及《圣济总录·久心痛》所述病因病机基本与《诸病源候论》雷同。

金元时期对心痛的认识亦无发展和提高，"金元四大家"所述"九种心痛""心脾痛""心胃痛"等心痛，其实指胃痛而言，非心痛，混淆两者之区别。此病至明代方见鉴别。

## 四、中医脑心疾病治疗学

脑心疾病的治疗学在萌芽期，多因遵循"外风论"和"内风论"病机而制定的治疗原则和治疗方药，因而对今临床已无实用意义。

《黄帝内经》虽创立了脑心疾病基础医学雏形，但未制定治疗法则及方药。

《伤寒论》的中风系风寒型之感冒，所列麻黄汤、桂枝汤是为风寒感冒而设，非今日中风之方药。《金匮要略》主张疏风散邪、扶助正气、立侯氏黑散，而用风引汤亦是除热瘫痫。

隋唐以降，以《备急千金要方》《外台秘要》为代表，所列续命汤系列，如小续命汤、大续命汤、大排风汤、排风汤，芎䓖汤及散剂等，及其以后复叠重累者不下数十方，为后世推崇为唯一治法。续命汤系列方药皆从"外风"论所列，不符中风临床病机病理，随着对中风病机新认识的产生，于19世纪初而被逐步淘汰。

宋金时期在《备急千金要方》《外台秘要》的基础而续增愈风汤、大秦艽汤等数方，其中以《圣济总录·卷第五·诸风门》为其代表。金元四大家虽对中风的病机认识有气、火、痰，而治疗方法亦只是在续命汤系列和愈风汤系列方药中略加补气，或加清火，或加祛痰之药耳，随着对中风病机新认识的产生逐步退出了临床应用。

对心痛之治疗，《黄帝内经》中仅有一句，即《灵枢·五味》："心病者宜食麦、羊肉、杏、薤。"薤即薤白，系百合科植物小根蒜或薤的鳞茎，性味辛苦温，具有理气宽胸、通阳散结之功，主治胸痹心痛等证。

汉代张仲景《金匮要略》对心痛、胸痹制出瓜蒌薤白白酒汤、瓜蒌薤白半夏汤、枳实薤白桂枝汤等系列方剂，为后世医家推崇治疗冠心病经久不衰。

宋代的《太平惠民和剂局方》《圣济总录》等著作，更为详尽地收集了众多治疗胸痹之方药，应该特别指出的是《太平惠民和剂局方》所载"苏合香丸"治疗脑梗心梗昏迷具有独特疗效，沿用至今，现今所用冠心苏合丸、麝香保心丸、速效救心丸、苏冰滴丸等，无不脱胎于苏合香丸，由此可见一斑。

金元时期治疗心痛胸痹仍沿袭宋前之法，无多创新，仅在《丹溪心法》中提出"痰迷心窍"，应用豁痰开窍之法治疗心梗之神昏。

综上所述，在金元之前，祖国医学虽在创建胸心基础医学，包括解剖形态学、藏象学、生理学、病理学等，以及临床医学，含病因病机学、治疗学等方面都已建立较为完整的体系，脑心作为两个系统各自发展，但未能发现脑心间的血管血液联系，因而不可能建立脑心同治论。还应指出的是，对脑中风的认识在唐宋前，虽"外风"论占主导地位，金元"内风"论占主导地位，但两者对中风的病因病机认识完全不符合临床，乃至误导临床达千余年，直至明清后才逐步得以扭转。

# 第二节　发展期

脑心同治论的发展期系指明清民国初年时期，该时期脑心疾病在基础理论和临床实践中均取得长足的发展，脑心同治论已见端倪，为后期脑心同治论建立了坚实基础。

## 一、中医脑心解剖形态学

明清后对脑心的解剖形态学有了进一步的认识，特别是 20 世纪初随着西方医学的传入，开始出现中西医汇通的雏形。

明代《普济方》曰："头者，诸阳之会，上丹产于泥丸宫，百神所集。""泥丸"本出道家术语，道家将脑分为九宫、九瓣，其最至要者名"泥丸"。

喻嘉言《寓意草》曰："头为一身之元首，穷然居上……其所主之脏，则以头之外壳包藏脑髓。脑为髓之海，主统一身骨中之精髓。"

清代王清任在其《医林改错》中讲述脑髓的生成和发育过程，较前有所发展。《医林改错·脑髓说》曰："因饮食生气血，长肌肉，精汁之清者，化而为髓，由脊骨上行入脑，名曰脑髓。盛脑髓者，名曰髓海。其上之骨，名曰天灵盖。"对其发育则描述："小儿初生时，脑未全，囟门软，目不灵动，耳不知听，鼻不知闻，舌不言；至周岁，脑渐生，囟门渐长，耳稍知听，目稍有灵动，鼻微知香臭，舌能言一二字；至三四岁，脑髓渐满，囟门长全，耳能听，目有灵动，鼻知香臭，言语成句。所以小儿无记性者，脑髓未满；高年无记性者，脑髓渐空。"同样程杏轩《医述》引《医参》曰："脑为髓海，囟以卫之。小儿囟不合者，脑未满也……髓本精生，下通督脉。"

　　清·王清任亦已认识神经系统"锥体交叉"，《医林改错·口眼㖞斜辨》曰："凡病左半身不遂者，㖞斜多半在右；病右半身不遂者，㖞斜多半在左。此理令人不解，又无书籍可考。何者？人左半身经络上头面从右行，右半身经络上头面从左行，有左右交互之义。"

　　清·吴谦《医宗金鉴·正骨心法要旨》曰："头为诸阳之会，位居至高，内涵脑髓。"

　　清代赵晴初（彦晖）在1881年对脑神经的认识已接近现代医学水平，在其《存存斋医话稿》中曰："脑之皮分内外层，内柔而外坚，既以保全体气，又以肇始诸筋。筋自脑出者，六偶。"显而易见，该"筋"当指脑神经而言，"六偶"即六对脑神经，系今十二对脑神经之半数。清末邵同珍《医易一理·人身脑气血脉源藏象论》曰："元神之府，脑。精气，居脑顶之上，前齐眉，后齐颈，左右齐耳。中系六瓣，中二瓣名曰大脑，前曰前脑，后曰后脑。背行较多，分九对，脑气筋入五官脏腑以司视听言动……脊髓者，由脑直下，为脑之余，承脑驱使，分派众脑气筋之本也。脊柱二十四节，凑叠连贯，互相勘合而成，共成脑气筋三十一对，由筋分线，由线分丝，愈分愈细，有绕如网者，有结如球者，以布手足周身，皮肉筋骨，无微不到。"脑气筋者即今脑神经和脊神经也。

　　关于心脏的解剖形态学，明清后只见明·李梴《医学入门》曰："心……七窍三毛，星应荧惑台斗。十有二两，系通肺叶关无。"清·陈梦雷注曰："心重十二两，不论大小皆然，以同身寸法秤量故也。五脏系通于心，心通五脏系，心之系与五脏之系相连，输其血气，渗灌骨髓，故五脏有病，先干于心。其系上系于肺，其别者自肺两叶之中，向后通脊者肾，自肾而至于膀胱，与膀胱膜络并行而之溲溺处，乃关元下极部分。"及张景岳曰："心象尖圆，形如莲蕊……心外有赤黄裹脂，是为心包络。心下有膈膜，与脊胁周回相着，遮蔽浊气，使不得上熏心肺。"

　　心包络又称膻中，系现代医学心包，明代虞抟《医学正传·医学或问》曰："心包络，实乃裹心之包膜也，包于心外，故曰心包络也，其系与三焦之系连属。"明代赵献可《医贯·〈内经〉十二官论》亦曰："心之下有心包络，即膻中也，象如仰盂，心即居于其中。"

## 二、中医脑心藏象学

明代医药家李时珍明确提出"脑为元神之府"(《本草纲目》)的至理名言,是祖国医学科学认识脑的新的里程碑,被后世医家奉为圭臬。

清代吴谦《医宗金鉴》曰:"脑为元神之府,以统全身者也。"清·王清任《医林改错·脑髓说》亦沿用李时珍曰:"脑为元神之府。"林珮琴《类证治裁》亦曰:"脑为元神之府,精髓之海,实证性所凭也。"王学权《重庆堂随笔》再曰:"脑为髓海,又名元神之府,水足髓充,则元神清湛而强记不忘矣。"如此等等,不一而足,由此可见"脑为元神之府"对后世影响之一斑。

至此,脑主人体的主宰地位已确立。明·王肯堂《证治准绳·幼科》曰:"人之无脑髓,如木无根。"

脑活动是人体生命的象征,脑活动停止则生命终结,元神随之消亡。明·张景岳《类经·针刺类》曰:"脑为髓海,乃元阳精气之所聚。针入脑则真气泄,故立死。"清·王清任《医林改错·脑髓说》曰:"脑髓中一时无气,不但无灵机,必死一时,一刻无气,必死一刻。"

人之情感、思维、意识、记忆等一系列精神神志活动皆由脑主使,从明代开始已有认识,至清代王清任已较全面和完整。如清·汪昂《本草备要》曰:"人之记性,皆在脑中。小儿善忘者,脑未满也;老人健忘者,脑渐空也。"清代王清任提出"灵机记性在脑说"较为著名,《医林改错·脑髓说》曰:"灵机记性,不在心在脑。"该书在其后,尚有详细诠释和列举证据,不再赘述。

人之感觉和运动同样亦受脑之支配,系脑活动功能,明清时代对此亦有充分的认识。《医林改错·脑髓说》曰:"两耳通脑,所听之声归于脑……两目系如线,长于脑,所见之物归于脑……鼻通于脑,所闻香臭归于脑。"清·王宏翰《医学原始》曰:"耳、目、口、鼻之所导入,最近于脑,必以脑先受其象,而觉之,而寄之,而存之也。"人体的听觉、视觉、味觉、嗅觉等感觉功能是脑功能的外在表现,受大脑支配。该书又曰:"脑颅居百体之首,为五官四司所赖,以摄百肢,为运动知觉之德。"清·赵彦晖《存存斋医话稿》曰:"脑散动觉之气。"邵同珍《医易一理·论人身脑气血脉根源藏象论》曰:"脑气筋,入五官脏腑,以司视、听、言、动……人身之能知觉运动及能记忆,古今应对万事者,无非脑之权也。"清·唐容川《中西汇通医经精义》亦曰:"其司知

觉运动者，全在脑髓……髓足则精气能供五脏六腑之驱使，故知觉运动，无不
爽健。"

19世纪末20世纪初，随着西方医学的输入，我国开始出现中西汇通派，融合贯通中西医，"脑气筋"名词应运而生，即今脑神经耳。

明清时期对心的认识又趋前一步，明·李梴已将心分为"血肉之心"和"神明之心"，而神明之心，实指脑，后有"心主神明"和"脑主神明"之说。李梴在《医学入门》中曰："有血肉之心，形如未开莲花，居肺下肝上是也；有神明之心，神者，气血所化，生之本也，万物由之盛长。不着色象，谓有何有，谓无复存，主宰万事万物，虚灵不昧者是也。"

清代对脑心之关系，不仅在解剖形态学，而又在生理学上进一步进行阐述，为后世脑心同治论创立了基础医学的理论依据。清·邵同珍《医易一理·论人身脑气血脉根源藏象论》曰："脑之精气，如树之枝干，根生于脑，缠绕周身，五官百体，无微不到；心之血脉，根生于心，亦如树之枝干，百体内外，一气流行。脑之精气，心之血脉，互相环抱，如果核初生之二瓣，鸟卵之内黄白也。人形从此渐成，脏腑从此渐具矣。"

明代王肯堂对心痛的鉴别诊断又明确一步，在《证治准绳》中指出："心与胃各一脏，其病形不同，因胃脘痛处在心下，故有当心而痛之名，岂胃脘痛即心痛者哉。"

### 三、中医脑心疾病病因病机学

脑中风的病因病机学在秦汉隋唐宋时期，"外风论"占主导地位，金元时期抛弃"外风论"，创立"内风论"，明代则又出现新论，"外风论"和"内风论"退避于"非风论"。明代张景岳在批驳"外风论"和"内风论"的基础上，创立了"非风论"，张氏在《景岳全书·非风》中曰："非风一证，即时人所谓中风证也。此证多见卒倒，卒倒多由昏愦。本皆内伤积损颓败而然，原非外感风寒所致。而古今相传，咸以中风名之，其误甚矣。故余欲易去'中风'二字，而拟名类风，又欲拟名属风。然类风属风，仍与风字相近。恐后人不解，仍尔模糊。故单用河间、东垣之意，竟以'非风'名之。庶乎使人易晓，而知其本非风证矣。"其病机系"内伤积损""表里俱虚"。

此种"非风论"延续时间并不长久。清代以降，渐被"血瘀论"和"肝阳

上亢论"取而代之。

"血瘀论"系清代王清任创立，其代表作为著名的《医林改错》。王氏在该书中针对前人治半身不遂，曰："余少时遇此症，始遵《灵枢》《素问》、仲景之论，治之无功，继遵河间、东垣、丹溪之论，投药罔效。"王氏明确指出："人过半百，元气已虚，气虚无力推动血行，使之瘀血偏滞于体，乃罹患偏瘫。"又曰："元气既虚，必不能达于血管，血管无气，必停留而瘀。"历经"四十年来，颇有所得"，"凡遇是症，必细心研究，审气血之荣枯，辨经络之通滞"。王氏创立的"血瘀论"已接近现代医学对心脑血管缺血性疾病发病机理的认识。王氏在"血瘀论"理论指导下，新创"补阳还五汤""通窍活血汤""血府逐瘀汤""膈下逐瘀汤"等著名活血化瘀方剂，至今用于临床，经久不衰。

清末民国初时期，张士骧（伯龙）、张寿颐（山雷）、张锡纯（寿甫）三氏又提出"肝阳上亢论"，认为脑中风系因肝阳上亢，肝风内动，气血逆上所致。三张氏的代表作，依次是《雪雅堂医案》《中风斠诠》《医学衷中参西录》。

"血瘀论"和"肝阳上亢"在20世纪后的脑中风中占主导地位，并由此扩大和延伸对"血瘀证和活血化瘀的研究"，并取得突破性进展和优异成就。

心病的病因病机相比脑病而言，创新立说较少，仍沿袭明清的"寒凝血泣论"。

## 四、中医脑心疾病治疗学

中风在明代以张景岳倡导的"非风论"为主，认为气血阴阳之虚为中风之本，因而主张补益气血阴阳，《景岳全书·非风》曰："火虚者，宜大补元煎、右归饮、右归丸、八味地黄丸之类主之，庶可以益火之源。水虚者，宜左归饮、左归丸、六味地黄丸之类主之，庶可以壮水之主。若气血俱虚，速宜大补元煎之类，悉力挽回，庶可疗也。"

以王清任、叶天士为代表的"血瘀论"学派，治疗中风主张应用补气活血、化瘀通络法，选方补阳还五汤、血府逐瘀汤、通窍活血汤等。活血药则选用红花、桃仁、苏木、三七、乳香、没药、五灵脂之类，和血药则选用当归、赤芍、川芎、丹参、生地黄、鸡血藤等，破血药以虫类药为第一主药，如水蛭、虻虫、蟅虫、穿山甲（代）、全蝎之类，植物药有三棱、莪术等，三者皆有化瘀之功，合用则有协同作用。此法此方，至今在临床应用不减。

以张伯龙、张山雷、张锡纯为代表的"肝阳上亢论"学派，治疗中风主张应用潜阳降逆、平肝息风、滋肝补肾（潜镇摄纳）法，选用镇肝息风汤、建瓴汤之类方。潜阳降逆，必以介类为第一主药，如珍珠母、紫贝齿、石决明、牡蛎、玳瑁之类，平肝息风则选用龟甲、磁石、甘菊、蒺藜、天麻、龙齿之类；滋肝补肾则选参、芪、归、芍、二冬、二地等。夹痰者选用半夏、贝母、菖蒲、远志、天竺黄、竹沥之类。此法此方，今广泛应用于高血压、高血压脑病、高血压引起的脑梗和心梗等治疗，经久不衰。

明清时期治疗真心痛仍选用苏合香丸。方隅《医林绳墨》曰："真心痛者，手足青不至节，或冷未至厥，此病未深，犹有可救。"已认识到真心痛从不治到可治。治法仍取用温通经脉，回阳救逆法，明代董宿《奇效良方》创立"术附汤"，即用大辛大温之药。清·张锡纯自拟"活络效灵丹"治疗心脑血管缺血性疾病，亦获疗效。

在该段时期，因"血瘀论"的出现，采用活血化瘀法治疗中风，较之"外风论""内风论"及"非风论"更为符合中风的发病机理，因而能得到专家学者的共识并广泛应用于临床。又因"肝阳上亢论"的出现，并广泛应用于脑心的基础疾病，即高血压。脑心同治论在该时期虽有发展，但尚未成熟。究其原因，有政治的、社会的。清代晚期政治腐败，我国进入半封建半殖民地社会。民国初年，军阀混战，民不聊生，20 世纪 30 年代提出"废除中医案"，中医跌入历史上的最低谷，几乎陷入奄奄一息的状态。

# 第三节　成熟期

脑心同治论的成熟期系近代 20 世纪 50 年代后，新中国成立后制定了一系列中医政策，中医事业得到新生，各省相继成立了中医院校、中医医院，嗣后又陆续成立中医研究院所，中医药事业得到蓬勃发展，超过历史上任何时期。

## 一、血瘀证研究概况

血瘀最早出现是作为病机提出的，可以上溯至《黄帝内经》，其中有"血脉凝泣"（《素问·至真要大论》）、"血凝泣"（《素问·调经论》《素问·离合真邪论》)、"恶血"(《素问·刺腰痛论》《灵枢·邪气脏腑病形》)、"留血"(《素问·调经论》)、"脉不通"(《素问·举痛论》)、"衃血"(《素问·五脏生成》)等多种异名，但无方无药。

汉代张仲景始立"瘀血"病名，并在《金匮要略》中专篇讨论且创立桂枝茯苓丸、下瘀血汤、抵当汤治疗妇科血瘀证，鳖甲煎丸治疗疟母、大黄䗪虫丸治疗干血劳等。在《伤寒论》太阳病篇倡立"蓄血证"，并立桃核承气汤、抵当汤（丸）治疗瘀热在下焦膀胱之证。可见非为脑中风、真心痛而设。

汉代《神农本草经》载有活血化瘀药物41种，如丹参、赤芍、桃仁、川芎、蒲黄、牡丹皮、牛膝等。但有药无病无方。

隋唐时代的《诸病源候论》及《备急千金要方》等尚无血瘀证和活血化瘀药物的专章讨论和论说。《新修本草》新增血竭、苏木、延胡索、乳香、没药等活血化瘀药物。

宋金元对血瘀的研究，亦无新的突破。

明清时期开始注重血瘀证的研究，叶天士提出络脉阻塞，应予通络的观点。较为突出的王清任明确提出血瘀证且创立33首以活血为主的方剂，其中以通窍活血汤、血府逐瘀汤、膈下逐瘀汤、少腹逐瘀汤、身痛逐瘀汤等最为著名，沿用至今而不衰，可谓开创研究血瘀证的新局面。

20世纪60年代后，在陈可冀院士的带领下，众多专家学者参与，对血瘀证进行全面、系统、科学的研究，20世纪末取得重大成果。在此期间，创立了"血瘀证学"，对血瘀证的病因、病机、辨证、治则、方药进行了全面、系统的研究，制定出血瘀证的诊断标准及定量诊断标准，且被国际性会议所采纳。同时应用现代医学研究方法，科学地开展对血瘀证及活血化瘀药物及其方剂的基础研究，如采用血液流变学、血液动力学、血小板功能、凝血功能、微循环、血管活性因子、炎症与结缔组织代谢等研究方法。在总结研究成果的基础上，整理并出版《血瘀证与活血化瘀研究》（陈可冀主编，上海科技出版社，1990）、《活血化瘀药的化学药理与临床》（陈可冀主编，山东科技出版社，1996）、《实用血瘀证学》（陈可冀、史载祥主编，人民卫生出版社，1999）。更可喜的是，陈可冀院士等完成的"血瘀证与活血化瘀的研究"在2003年荣获国家科技进步一等奖，可谓开创血瘀证与活血化瘀研究的新纪元。

## 二、肝阳上亢论研究概况

肝阳上亢论可上溯至《素问·生气通天论》曰："阳气者，大怒则形气绝，而血菀于上，使人薄厥，有伤于筋，纵，其若不容，汗出偏沮，使人偏枯。"《素问·至真要大论》曰："诸风掉眩，皆属于肝。"《素问·调经论》曰："血之与气，并走于上，则为大厥，厥则暴死。气复反则生，不反则死。"仅就病机而言，才见端倪。

金元之刘完素在其《素问玄机原病式·五运主病》中说："所谓风气甚，而头目眩运者，由风木旺，必是金衰不能制木，而木复生火，风火皆属阳，多为兼化。"

至清代温病学家叶天士方明确提出"肝阳内风"，《临证指南医案·肝风》曰："肝阳虚风上颠，头目不清……肝阳内风震动，心悸，眩晕，少寐。"又《临证指南医案·眩晕》曰："头为六阳之首，耳目口鼻，皆系清空之窍，所患眩晕者，非外来之邪，乃肝胆之阳上冒耳，甚则有昏厥跌仆之虞……下虚者，必从肝治，补肾滋肝，育阴潜阳，镇摄之治是也。至于天麻、钩藤、菊花之属，皆系息风之品，可随症加入。此症之原，本之肝风。"《临证指南医案·中风》曰："肝为风脏。因精血衰耗，水不涵木，木少滋荣，故肝阳偏亢，内风时起。"

叶天士首创肝阳上亢，但尚不系统、完整，只可谓初创阶段，尚不成熟。

"肝阳上亢论"由清末民国初年的三张氏所充实、提高而完成。张士骧（字伯龙）撰《雪雅堂医案》，成书于光绪二十九年（1903 年），系《国医百家》之一。书中附《类中秘旨》一篇，专题讨论中风由水火内动、肝风上扬、血气并走于上所致，治用潜镇摄纳法。张山雷（字寿颐）撰《中风斠诠》，成书于 1917 年，系中风之专著，对中风的病因、病机、诊断、治疗等阐释较为全面。崇尚真阴亏而内热生风之说，认为五脏之性肝为暴，肝木横逆则风自生，五志之极皆生火，风火相煽，真气耗散，阴亏于下，肝阳鸱张，阳化风动，气血上逆，夹痰夹火冲击入脑，震动神经而失去知觉运动。并创立中风治疗八法：闭证宜开、脱证宜固、肝阳宜潜镇、痰涎宜开泄、气逆宜顺降、心液肝阴宜培养、肾阴宜滋填、通经宜宣络。并对张伯龙的《类中秘旨》进行详细剖析、全面诠释、补充提高，在此基础上撰写出著名的《中风斠诠》。张锡纯

（字寿甫）撰《医学衷中参西录》，成书于 1918 年，倡导"衷中参西"，主张以中医为主体，汲取西医之长，力求中西医贯通为宗旨。书中对中风列有专题讨论和研究，指出"脑充血证之起点，多由于肝气肝火妄动。肝属木能生风，名之为内中风，亦颇近理"。"肝阳上亢论"者认为中风皆由肝阳上亢，肝风内动，气冲冲逆全上所致，治疗主张应用平肝潜阳、镇肝息风、清肝祛瘀火、滋补肝肾等法。

20 世纪 60 ～ 70 年代，随着国家对"三病"（高血压、冠心病、慢性支气管炎）的重点研究，"肝阳上亢论"在高血压研究中备受重视，各专家学者对肝阳上亢开展了系统全面的研究，并应用医学研究方法对肝阳上亢进行了科学实验研究，并取得重大成果。

对脑梗和心梗的基础疾病高血压病因病机的认识，近代学者普遍共识是由肝气郁结、肝阳上亢、肝风内动、肝火上炎四个阶段构成，并有由浅入深，由轻入重的趋势。其治疗则在不同阶段选用不同方药，肝气郁结期治以疏肝理气，选用代表方剂柴胡疏肝散、逍遥散；肝阳上亢期治以平肝潜阳，选用代表方剂天麻钩藤汤等；肝风内动期治以镇肝息风，选用代表方剂镇肝息风汤等；肝火上炎期治以清肝息火，选用清肝熄火汤等。其中有夹湿、夹痰者，再佐以化湿、祛痰之品，每收奇效。

### 三、痰病学研究概况

中医所谓的痰分两类，一是指"有形之痰"，亦称"可见之痰""外痰"，系呼吸系统的炎性分泌物，如痰、涕等，及消化系统的炎性分泌物，如涎、唾、沫、黏冻等；二是指"无形之痰"，亦称"不可见之痰""内痰"，系为病因病机名。因痰而致病者称为痰病。今日痰病学所研究的内容是指后者。

追溯至秦汉时期，以《黄帝内经》《金匮要略》为代表，将痰与饮合而论之，并提出"病痰饮者当以温药和之"的治疗原则。晋、隋、唐、宋时期，以《诸病源候论》《三因极一病证方论》为代表，已将痰与饮分开论述，并阐明其病因、证候、病机等。金、元、明、清时期，以《泰定养生主论》《丹溪心法》《景岳全书》《石室秘录》为代表，对痰病的病因、病理、病机、症状、体征、治则、治法、方药等，均有详尽的论述，并明确提出以祛痰为目的之滚痰法、豁痰法等方药。其中王氏礞石滚痰丸（《泰定养生主论》）、竹沥达痰丸（《沈氏尊生书》)、涤痰汤(《济生方》)、导痰汤(《妇人良方》)、牵正散(《杨氏家藏方》)、安宫牛黄丸(《温病条辨》)、稀涎散(《传家秘宝》)、青州白丸子(《太平惠民和剂局方》)等，至今仍广泛应用于临床，治疗脑梗、高血压脑病、心梗、冠心病、高脂血症等，其效如桴应鼓。

进入 20 世纪，随着对"三病"(高血压、冠心病、慢性支气管炎)防治工作启动，也将痰病学推上了科研历程，运用现代科学知识研究中医痰病学，将痰病学推向新的高度，走向新时期。

陆续开展中医痰病与免疫学关系研究、与脂代谢关系的研究、与糖代谢关系的研究、与自由基关系的研究、与水液代谢关系的研究、与内分泌关系的研究等，痰瘀相关论的现代医学研究等，研究并制定出"中医痰病的诊断标准"。

为全面发掘、整理、研究中医痰病，建立中医痰病学的学术体系，分别于1995 年在北京、1998 年在承德分别召开了二届全国中医痰病学术研讨会，并获得成功。

整理、研究出版专著，主要有：《论中医痰病学说》(朱曾柏著，湖北人民出版社，1981 年)《痰证论》(侯天印、王春华编，人民军医出版社，1989 年)《百病皆生于痰——怪病从痰论治》(李以义编，学苑出版社，1991 年)《实用中医痰病证治》(乔振纲、韩冠生主编，人民卫生出版社，2001 年)《中医痰病学》(李顺保主编，学苑出版社，2003 年)《痰病古今名家验案全析》(唐先平著，科技文献出版社，2008 年)《中医痰病的现代研究与治疗》(李以义编，学苑出版社，2008 年)等。

20 世纪 70 年代始，根据"无痰不作眩""痰迷心窍"(张从正)、"痰夹瘀血，遂成窠囊"(朱丹溪)等痰病学理论，治疗心脑血管疾病开始应用痰瘀同治之法，即祛(豁)痰法佐以活血化瘀之品，或活血化瘀法佐以化痰之品等法，亦取得满意疗效。今临床应用此法者，亦不在少数。

中医痰病学形成独立的学派或学科，是在 20 世纪研究心脑血管疾病中不断发展，日臻完善而形成的。它与"血瘀论""肝阳上亢论"可谓中医心脑病的三大学派，相辅相成，形成鼎足之势。

# 第四章 脑心同治的生理、病因、病机学基础

## 第一节 脑心同治理论的生理学基础

### 一、脑生理

脑，又名髓海，深藏于头部，居颅腔之中，其外为头面，内为脑髓，是精神和神明汇聚发出之所，又称为"元神之府"，属奇恒之腑。《素问·五脏生成》说："诸髓者，皆属于脑。"《灵枢·海论》又说："脑为髓之海。"脑结构与功能物质基础为"血气"和"精气"，其生理功能主要表现在脑协助心调控人的精神、意识、思维及脏腑的功能活动，主司运动和感觉，并完成听觉、视觉、嗅觉以及思维、记忆、言语等功能。正如王清任在《医林改错·脑髓说》中所云："灵机记性在脑者，因饮食生气血，长肌肉；精汁之清者，化而为髓，由脊骨上行入脑，名曰脑髓。盛脑髓者名曰髓海。其上之骨，名曰天灵盖。两耳通脑，所听之事归于脑；脑气虚，脑缩小，脑气与耳窍之气不接，故耳虚聋；耳窍通脑之道路中若有阻滞，故耳实聋。两目即脑汁所生，两目系如线，长于脑，所见之物归于脑。瞳人白色是脑汁下注，名曰脑汁入目。鼻通于脑，所闻香臭归于脑。脑受风热，脑汁从鼻流出，涕浊气臭，名曰脑漏。看小儿初生时，脑未全，囟门软，目不灵动，耳不知听，鼻不知闻，舌不言。至周岁，脑渐生，囟门渐长，耳稍知听，目稍有灵动，鼻微知香臭，舌能言一二字。至三四岁，脑髓渐满，囟门长全，耳能听，目有灵动，鼻知香臭，言语成句。所以小儿无记性者，脑髓未满；高年无记性者，脑髓渐空。"

#### 1. 脑生理功能的物质基础

脑为元神之府，元神是人体最本原，最重要的神。它是人体百神之主，具有统御众神的功能，人体的各种神明活动均由其主宰。神是人体生命活动的总

称，也指精神意识思维活动，即心理活动。精、气、血、津液是产生神的物质基础，神是不能脱离这些精微物质而存在的。

（1）"精"与脑的生理功能

关于"精气"，《管子·内业》曰："精也者，气之精者也。"脑髓禀受父母先天之精而形成，父母生殖之精结合而凝成胚胎，其胚由精始，胎由精成。胚胎形成，脑髓始生。如《灵枢·经脉》云："人始生，先成精，精成而脑髓生，骨为干，脉为营，筋为刚，肉为墙，皮肤坚而毛发长，谷入于胃，脉道以通，血气乃行。"由此可见，"精"（精气）为人体生命活动最基本的物质之一，与脑髓联系密切。《灵枢·本神》曰："天之在我者德也，地之在我者气也，德流气薄而生者也。故生之来谓之精，两精相搏谓之神，随神往来者谓之魂，并精而入者谓之魄。所以任物者谓之心，心之所忆谓之意，意之所存谓之志，因志而存变谓之思，因思而远慕谓之虑，因虑而处物谓之智。"即脑是精髓汇聚之处，元神所居之府。《素问·五脏生成》说："诸髓者，皆属于脑。"肾主骨生髓通于脑。肾藏精，精生髓，脊髓上通于脑，髓聚而成脑。髓充养脑，脑为髓之海，以保证脑神之用。《体仁汇篇》云："肾受精气，故神生焉，传曰：聚精会神此也。"只有肾气旺盛，肾气充足，脑神才能正常。

（2）"气"与脑的生理功能

脑居天阳之位，气机上升至此而转为下降，成为气机升降的转折点，《灵枢·口问》云："上气不足，脑为之不满。"而肝与脑在气机方面又密切相关。《医学入门·肝脏赋》曰："肝藏魂、魂者，神明之辅弼，故又曰肝为宰相。"《素问·灵兰秘典论》亦曰："肝者，将军之官，谋虑出焉。"故七情易导致脑病。七情过度就会影响正常的精神活动，在男子肝气多冲逆，在女子则肝气多抑郁，导致人体气机紊乱，发生神志类疾病。正如《灵枢·本神》云："是故怵惕思虑者则伤神，神伤则恐惧，流淫而不止。因悲哀动中者，竭绝而失生。喜乐者，神惮散而不藏。愁忧者，气闭塞而不行。盛怒者，迷惑而不治。恐惧者，神荡惮而不收。"因此，脑的正常功能的发挥也有赖于肝疏泄气血以为用。

（3）"血"与脑的生理功能

《素问·八正神明论》云："血气者，人之神。"血液是神志活动的主要物质基础。心主血脉，不断供给血液充盈脑髓，从而使其发挥脑神的作用。正如现代医学所证明的，每分钟经脑组织的血液达80mL，心脏血液的1/6供给脑。

从某种意义上讲，脑主神明涵盖了心主神明的功能。《灵枢·邪气脏腑病形》云："十二经脉，三百六十五络，其血气皆上于面而走空窍。"张锡纯《医学衷中参西录》中说："血生于心，上输于脑。"这些论述均从生理、病理角度说明了血液是脑生成的重要物质基础，脑必须在血液的濡养之下才能产生"神"，所以说脑为气血精华汇集之处。

（4）"津液"与脑的生理功能

《灵枢·五癃津液别》云："五谷之津液，和合而为膏者，内渗入于骨空，补益脑髓。"脾主运化水谷精微，神即是水谷精微所化。故《灵枢·平人绝谷》云："神者，水谷之精气也。"再者，脾主升清阳，清阳之升实于脑，而头为诸阳之会，故脾主运化，主统血，藏意而系脑，脑髓的增长要靠后天水谷精微不断滋养和充实才能发挥其正常生理功能。

## 2. 脑的生理功能

《华洋脏象约纂》指出："夫居之首之内，贯腰脊之中，统领官骸，联络关节，为魂魄之穴宅，生命之枢机，脑髓是也。"加之脑与十二经脉相连，具有宜封藏、喜静恶躁等生理特点，有总统诸神，主十二官、五官七窍，司运动等功能，是生命活动的主宰。故一切精神、意识、思维、情感、记忆等活动皆受脑的支配。只有脑主神明功能正常，才能精神振奋，意识清楚，思维敏捷，机灵善变，记忆力强。如《素问·宣明五气》云："五脏所藏，心藏神，肺藏魄，肝藏魂，脾藏意，肾藏志。"由于五脏为有形，为器，为生化之宇，为神之所用的物质基础，因此，属于脑神的神、魂、魄、意、志皆藏于五脏，喜、怒、忧、思、虑、智的思维过程也以五脏为本，并与六腑、五体、五官、九窍等有着广泛的联系。

（1）总统诸神

"头者，精明之府"，是精髓和神明高度汇聚之处，总统神、魂、魄、意、志诸神。神指精神、意识、思维、情感等活动；魂指脏腑、经络活动和躯体四肢运动等；魄指人体对外界的反映及感觉等；意指构思、意向；志指记忆。正如《素问·八正神明论》中说："请言神，神乎神，耳不闻，目明心开而志先，慧然独悟，口弗能言，俱视独见，适若昏，昭然独明，若风吹云，故曰神。"因此，精神、意识、思维、情感、记忆、语言等高级神经活动及脏腑、经络、五官七窍、四肢百骸的功能活动皆由脑之元神主宰，脑神健旺则五神有主，功能正常。

"脑为元神之府"，元神由元精、元气所化生，亦为元精及元气作用的体现。脑为元神所藏之处，自然为元精元气所汇聚之处，即《重广补注黄帝内经素问》所谓"脑为髓之海，真气之所聚"。脑中元精充，元气足，则元神藏。元神安，则能统驭元精、元气，推动和调控人体的生长发育，并为后天生命活动的内在调控之本原动力。如《云笈七签·元气论》说："脑实则神全，神全则气全，气全则形全，形全则百关调于内，八邪消于外。"而元精藏于肾，化髓而充脑，故称"脑为髓海"。《灵枢·经脉》说："人始生，先成精，精成而脑髓生。"故肾中元精生成后，首先生成脑髓，元神也随之而生。肾中元精不断充养脑髓而为元神化生之源泉，如《医学衷中参西录》说："脑为髓海……究其本源，实由肾中真阴真阳之气，酝酿化合而成，缘督脉上升而贯注于脑。"故肾精为脑髓之化生本源，脑髓为元神化生之本源。概言之，无论是脏腑经络，还是精、气血津液；无论是相对自主的生理活动，还是其参与整体生命运动，都是在遵循生命总规律"神"的前提下进行的，脑之元神，是统五神之王。

（2）主十二官

脑为元神之府，主司五脏六腑。而五神（魂、魄、意、志、神）分属五脏。脑通过主五神，行主十二官之职。从解剖结构讲，十二经脉上连于脑，下络五脏六腑。人体脏腑、全身各部通过经络上通于脑，脑也通过经络联络全身，调节全身的功能。如《灵枢·大惑论》中曰："五脏六腑之精气，皆上注于目而为之精……裹撷筋骨血气之精而与脉并为系，上属于脑。"由此可见，脑与脏腑经脉相连，气血相通，脑髓充盈与否与脏腑功能活动密切相关。脑髓充盛，脑神功能正常，则五脏六腑功能亦正常；脑神功能失常，对脏腑失去控制，五脏六腑功能随之失常，故曰："主不明则十二官危。"

（3）主五官七窍

王宏翰《医学原始》说："耳目口鼻聚于首，最显最高，便于接物。耳目口鼻之所导入，最近于脑，必以脑先受其像而觉之，而寄之，而存之也。"由此可见，脑通过耳、目、口、鼻、舌、咽、喉等七窍与外界相通，并对七窍有主宰作用。视觉、听觉、嗅觉、味觉和躯体冷、暖、痛、痒等感觉是由五官和皮肤感觉而得。脑主任物，五官、皮肤、七窍等所接受的各种信息传入脑中，经脑的分析、判断后产生各种生理反应。隋·杨上善认为："声、色、芳、味之气，循七窍从外入内。""七窍者，精神之户牖。"《寓意草·沙宅小儿治验》中说："虽目通肝，耳通肾，鼻通肺，口通脾，舌通心，不过借之为户牖，不得而主之也。其所主之藏，则以头之外窍包藏脑髓。"即耳、目、口、鼻、舌、咽喉虽内通五脏，但主宰它们感觉运动的不是五脏，而是脑髓。五官七窍功能由脑所主。

①脑主目：目司视觉，其功能由脑支配。王清任在《医林改错·脑髓说》中说："两目系如线，长于脑，所见之物归于脑。"可见目与脑直接相连，是脑向外反应、视物之器，故脑主目。《灵枢·大惑论》又云："五脏六腑之精气，皆上注于目而为之精，精之窠为眼，骨之精为瞳子，筋之精为黑眼，血之精为络，其窠气之精为白眼，肌肉之精为约束，裹撷筋骨血气之精而与脉并为系，上属于脑。"可见目有"视万物，别黑白，审长短"之视觉功能，由脑所主。脑髓充足，脑神功能正常，则两目炯炯有神，灵活自如，视物清晰。

②脑主耳：耳司听觉，其功能由脑支配。王清任说："两耳通脑，所见之声归于脑。"故脑主耳。《灵枢·经脉》云："膀胱足太阳之脉……其支者，从颠至耳上角；其直者，从颠入络脑"，"三焦手少阳之脉……其支者，从耳后入耳中，出走耳前，过客主人前，交颊，至目锐眦"，"胆足少阳之脉，走于目锐眦，上抵头角，下耳后……其支者，从耳后入耳中，出走耳前，至目锐眦后"。因此，耳与脑有经络相连，两耳之听声聆音之功能，由脑所主，脑髓充足，脑神功能正常，则两耳聪明。

③脑主鼻：鼻司嗅觉，其功能由脑支配。鼻有主嗅之功能，当脑的功能正常时，鼻才能正确地辨别气味。《素问·解精微论》云："泣涕者脑也。脑者阴也。髓者骨之充也，故脑渗为涕。"王冰注云："鼻窍通脑，故渗者为涕。"如王清任说："鼻通于脑，所闻香臭归于脑。"脑神功能正常，则鼻知香臭。

④脑主口舌（咽喉）：口舌（咽喉）司发声和味觉，其功能由脑支配，口舌（咽喉）与脑有经络相连。如通过肾经、膀胱经脑可以和舌直接联系。《医林改错·辨语言蹇涩非痰火》曰："舌中原有两管，内通脑气，即气管也，以容气之往来，使舌动转能言。"《医林改错·脑髓说》云："至周岁，脑渐生……舌能言一二字。"如手少阴心经，"其支者，从心系上夹咽，系目系"；

足厥阴肝经"循喉咙之后，上入颃颡，连目系"，"其支者，以目系下颊里，环唇内"；"手少阴之别，系舌本，属目系"（《灵枢·经脉》）。"眼（目）系以入于脑"（《灵枢·大惑论》）。脑神功能正常，则口舌（咽喉）发音和酸苦甘辛咸味觉正常。

由此，七窍感知均由脑主司。即通过目之视、鼻之嗅、耳之闻、口之味，把一些表面具体的、片面的现象反映于脑，由脑承受并加以综合。另外，躯体感觉包括肤觉的触觉、温觉、痛觉和机体觉悟的饿觉、渴觉等。这些感觉由魂魄主司，而魂魄又受脑髓之调节。总之，脑髓为人体的最高主宰，志意是人体的最高调节系统。

## 二、心生理

心为神之居，血之主，脉之宗。在五行属火，为阳中之太阳。实质性心脏可主血脉，被称为血肉之心；而主神明，主精神意识思维活动的心被称为神明之心。在人体脏腑中，心居首要地位，各脏腑的功能活动依赖于心之统领和调节作用。《医学入门·脏腑》说："有血肉之心，形如未开莲花，居肺下肝上是也。有神明之心……主宰万事万物，虚灵不昧是也。"因此说，心主宰人体生命活动，《素问·灵兰秘典论》称之为"君主之官"。心与小肠相表里，合脉，其华在面，开窍于舌，在液为汗，在志为喜，外与夏天之气、赤色、苦味相应，从而构成一个动态的、整体联系的心功能系统。

### 1. 心的生理功能

作为五脏之一的心，按其功能分为"实质之心"与"神明之心"。实质之心指的是血肉之心，是从形态学即解剖学的意义上而言的，古人形容它形圆而尖，犹如含苞待放的莲花，与血脉相联系，有"主血脉"的功能；神明之心则是从生理功能的意义上而言，心可接受外界事物的刺激并作出反应，进行心理、意识和思维活动，神明之心主神志。因此，心有"藏神""主神明"的功能。此外，心在形体方面与脉管相合，其华在面，开窍于舌，在志为喜，在液为汗，与小肠（腑）相表里。在自然界则与夏气相应。因此，一旦心的生理功能紊乱，便会产生一系列血脉、神明、口舌、泌尿、生殖等相关病证。

（1）心主身之血脉

①心主血：主血是心脏的主要功能。心脏与血液生成相关，并能推动血液运行，以输送营养物质于全身。心主血除了具有对血液运行的推动作用外，有关血液营养功能也归之于心。因此心主血，血液也会影响心脏的搏动。如血液量过多或过少，血液浓度过浓或过稀，血液中成分变化等，均可影响心脏的搏动，但以心脏为主，是心主血，而不是血主心。《血证论》曰："火者，心之所主，化生血液，以濡周身。"而血液的运行又有赖于心气的正常推动作用。血液的正常运行，还有赖于血液本身对脉管的充盈和脉道的通利。因此心主血脉的功能，必须以心气强健、血液充盈、脉道通利为基本条件。心主血脉的功能正常，则面色红润光泽，脉象和缓有力。若心主血脉的功能失常，心气不足，则见心跳无力；血运不畅，脉道空虚，脉象细弱无力或脉律不整（促、结、代），面色苍白，甚至面色晦暗青紫、心痛等。所以《素问·六节藏象论》说："其华在面，其充在血脉"。

②心主脉：脉，又称血脉，是血液运行的道路和护卫。中焦之汁化赤为血，必须通过血脉运载，才能营运于周身，发挥其营养脏腑器官的功能，故《灵枢·五味论》曰："血脉者，中焦之道也"。

在结构上：脉管与心联结，主要是大血管与心直接相连。如《医学原始·脉经之血由心炼论》说："脉络大根生于心……上生下生，分为二焉。一由心下分，分于左右至足；一由心上分，分以至头尽贴于血络之下，绕行周身。"

在功能上：心促动脉管，没有心脏作为脉管舒缩的动力，也就没有脉管的节律性舒缩。如《医学原始·脉经之血由心炼论》中说："心既常动，故周身之脉经亦俱运动不息也。"而脉管的收缩变化也影响着心脏的跳动及其主持的血液流动，如脉管的弹性改变，管腔大小的变化等，也对心脏的形态与活动产生重要影响。

心与脉二者密不可分，相互影响。由于血管分布全身，血液供养全身，人体各部位的变化均可通过脉管及其搏动情况得以体现，触按人体一些部位脉动与充盈状态，既能反映心脏、血管的情况，也反映身体病变的相应情况。心气旺盛，血脉充盈；气血运行通畅，则脉象和缓，节律整齐；心气不足，推动乏力，则脉象虚弱；心血不足，血脉不充，则脉来细小；心气虚衰，气行不匀，或心血瘀阻，血运不畅，则脉律不整而促、结、代。心之合脉，是切脉的理论根据之一。

（2）心主神志

心主神志又称心主神明，或"心藏神"。神是生命力的体现，是对人体生命活动的高度概括。表现为人的精神、意识和思维活动。《灵枢·邪客》曰："心者，五脏六腑之大主也，精神之所舍也。"人的精神情志思维活动虽分属于五脏，但必须以血液为物质基础。正因为心主血脉，才具有主神志的功能。《灵枢·本神》说："心藏脉，脉舍神。"《灵枢·营卫生会》又说："血者，神气也。"故心是精神情志思维活动产生的中枢。正如《素问·灵兰秘典论》所说："心者，君主之官也，神明出焉。""主明则下安……主不明则十二官危。"《灵枢·本神》亦说："所以任物者谓之心。"即心具有接受外来信息的作用。如果心主神明的生理功能正常，则意识清楚，思维敏捷，情志正常，精神饱满。反之，如心藏神之功能异常，则可出现精神思维活动障碍，如失眠、多梦、健忘、精神不振，甚则癫狂或意识模糊，不省人事等。

（3）心在志为喜

外界信息引起的人的情志变化，是由五脏的生理功能所化生，故把喜、怒、思、悲、恐称作五志，分属于五脏。心在志为喜，心的生理功能与精神情志的"喜"有关。《素问·天元纪大论》说："人有五脏化五气，以生喜、怒、思、忧、恐。"《素问·阴阳应象大论》曰："在脏为心……在志为喜。"对外界信息产生良性反应的喜，有益于心的生理功能。故《素问·举痛论》说："喜则气和志达，荣卫通利。"但喜乐应有度，若过度，则伤心神。《灵枢·本神》说："喜乐者，神惮散而不藏。"而心主神志的功能亦有太过与不及的变化。太过则使人喜笑不休；不及则使人易悲。如《素问·调经论》说："神有余则笑不休，神不足则悲"。

（4）心合小肠

心为脏，属阴，主里；小肠为腑，属阳，主表。小肠者，受盛之官。心合小肠主要包括心主血与小肠主受盛和化物及二者通过经脉的相互络属所构成的表里关系。心与小肠之间有经脉沟通，即手少阴心经属心络小肠，手太阳小肠经属小肠络心。心与小肠通过经脉相互络属，从而构成了脏腑、阴阳、表里关系。故《灵枢·本输》曰："心合小肠。"心阳对小肠有温煦作用，使其能分清泌浊，而小肠吸收的水谷精微，滋血液化生之源，助心血化生，使心有所主，神有所归。《素问·灵兰秘典论》曰："小肠者，受盛之官，化物出焉。"在正常生理情况下，心火循经敷布小肠，小肠受盛化物，泌别清浊的功能才能正常进行，若心火炽盛，可循经移热于小肠，影响小肠泌别清浊、主液的功能，引起尿少、尿热、尿赤、尿痛等症；若小肠有热，可循经上炎，出现心烦、舌赤、口舌生疮等。如《血证论》说："心者……与小肠相表里，遗热于小肠则小便赤涩。"反之，如小肠有实热，亦可循经上熏于心，出现心烦、舌赤，甚至口舌生疮等。正如《备急千金要方》所说："病苦身热来去，汗不出，心中烦满，身重，口中生疮，名曰小肠实热也。"此外，小肠虚寒，日久则可出现心血不足之病证。

（5）其华在面

人体内在脏腑的精气盛衰、功能强弱，可以显露于外在的体表组织器官，即荣华外露。五脏各有其华，心之华在面。心主血脉，而面部血脉又极为丰富，皮肤薄嫩，易于观察，全身气血又皆上注于面，所以望面色常作为推论心脏气血盛衰的指标。《灵枢·邪气脏腑病形》说："十二经脉，三百六十五络，其血气皆上于面而走空窍。"故《素问·六节藏象论》说："心者……其华在面。"《素问·五脏生成》亦说："心之合脉也，其荣色也。"所以心气旺盛，血脉充盈，则面部红润光泽，奕奕有神；心气不足，则可见面色㿠白、晦滞；血虚则面色无华；血瘀则面色青紫；心经有热则面色红赤；心血暴脱，气随血亡则面色改变更为明显，因此，心华在面是望色的理论根据。

（6）开窍于舌

《灵枢·脉度》说："心气通于舌，心和则舌能知五味矣。"《素问·阴阳应象大论》说"心主舌"，"在窍为舌"，即舌的形态和功能的变化可反映心的状态。可通过观察舌体的胖瘦，舌色泽的浓淡以及舌运动的灵拙等来判断心功能（主血脉和主神明）的情况。

舌不但运动灵活，舌的感觉也特别敏锐，包括触觉、压觉、冷热觉、痛觉等，这些活动都离不开血液的充分供应，而血液的循环又靠心的推动，所以心可通过"主血脉"的功能来保证舌的正常功能活动。同时，舌又是一个辅助说话的器官，如果舌运动不灵活，说话就不清楚。语言是表达大脑思维、意识活动的重要方式。因此，舌的运动又反映了"心主神明"的一个重要方面。若心的功能正常，心之气血和调，阴平阳秘，则舌体红活荣润，柔软灵活，味觉灵敏，语言流利。反之则可导致味觉的改变和舌强语謇等病理现象。故《灵枢·脉度》曰："心气通于舌，心和则舌能知五味矣。"若心之阴血不足，则舌质红绛瘦瘪；若心火上炎，则舌红，甚则舌上生疮；若心血瘀阻，则舌质暗紫或有瘀斑等；心主神志的功能异常，则可表现舌强、舌卷、语謇或失语等。

（7）汗为心之液

汗是阳气蒸发津液散于肌表而成，故《素问·阴阳别论》说："阳加于阴谓之汗。"《温病条辨·杂说·汗论》说："汗也者，合阳气阴精蒸化而出者也。"汗是人体津液之一，汗与血同源，因心主血脉，心生血，而津液又是血的组成部分，故"汗乃心之液"。因此，汗之有无，生成与排泄等都与心有密切关系，《医宗必读·汗》曰："心之所藏，在内者为血，发于外者为汗，汗者，心之液也。"张景岳谓："心主血，汗则血之余也。"如心气虚时，表卫不固，自汗出；心阴虚时，阳无所附，心液失其敛藏而发盗汗；汗出过多不仅会损及心血、心液，也会进而耗散心气或心阳。中医认为，失血过多之人患感冒不能再用发汗的治法，所谓"夺血者无（勿）汗"；而汗出过多的患者在治疗中也不要损伤其血，即"夺汗者无血"。此外，大汗也会出现气脱或亡阳的危险。

（8）其应在虚里

虚里，位于左乳下方，心尖搏动之处。《素问·平人气象论》说："胃之大络，名曰虚里，贯膈络肺，出于左乳下，其动应衣，脉宗气也。盛喘数绝者，则病在中，结而横，有积矣。绝不至曰死。乳之下，其动应衣，宗气泄也。"说明气血的运行，脉的搏动，皆与宗气有关。若虚里按之应手，动而不紧，缓而不急，节律一致，是宗气内守、心搏正常的表现；如按之动微而不显，不应手，是宗气内虚，心搏减弱；不用手按，即可望见其动应衣，或节律紊乱，是宗气外泄，心搏太过之象；若搏动躁急而快，引衣而动或动而弹手，洪大搏指，是宗气大虚，属危重证候；若搏动消失，是宗气绝，故曰死证。因此，"脉宗气"，是说宗气贯心脉以行气血，其有推动心脏搏动，调节心率和心律等功能，可以推动气血的运行。凡故触诊"虚里"脉，可以测宗气的盛衰和心脏功能的强弱，对判断疾病的吉凶生死有重要意义。

**2. 相关脏腑功能**

（1）心与脾

心主血而脾生血，心主行血而脾主统血。心与脾的关系，主要表现在血液的生成与运行方面。

心属火，脾属土，两脏之间存在着火土相生的关系，手少阴心经起于心中，走出后属心系，向下穿过膈肌，络小肠，足太阴脾经的分支从胃分出，上膈入注心中，交系少阴心经。另外，心经分支又挟食道上行，两条经脉直接联系，在经络结构、联系上密不可分。

心主一身之血，心血供养于脾以维持其正常的运化功能。而脾为气血生化之源，水谷精微通过脾的转输升清作用，上输于心肺，灌注于心脉而化赤为血，以保证足够的血量来源。脾之运化功能正常，则化生血液的功能旺盛，血充足，则心有所主。若思虑过度，不仅暗耗心血，且可影响脾的运化功能。血液在脉中正常运行，既有赖于心气的推动以维持畅通而不迟缓，又依靠脾气的统摄以使血行脉中而不溢出脉外。若心气不足，行血无力，或脾气虚损，统摄无权，均可导致血行失常的病理表现。

（2）心与肝

①心主行血而肝主藏血：人体之血液，化生于脾，贮藏于肝，运行于心。心为一身血液运行的枢纽；肝为储藏血液、调节血量的重要脏器。正常的肝脏藏血功能，可以保证心脏运血之需且可调节、维持其适度的循环血量。反之，心脏运血功能正常，才能使肝脏藏血正常，两者相互作用，协调平衡，以保证机体各组织器官之需。如《素问·六节藏象论》中说肝"其充在筋，以生血气"；《素问·阴阳应象大论》说："肝生筋，筋生心。"肝木生发以生心，肝血禀"春木"之性为万物化生之源。

在血液运行方面，肝木疏泄以调血，为推动血液运行之关键环节。肝的疏泄功能正常，则气机调畅、血脉通利，血液顺脉道流动而不外溢，所有脏腑器官得以滋养而活动正常、协调。故唐容川《血证论·脏腑病机论》云："木之性主乎疏泄。""肝属木，木气冲和调达，不致遏郁，则血脉得畅。"

肝的疏泄、藏血功能相互协调是心主血脉的根本保证。肝主血海，肝所"藏"之血充盈可以使心与血脉得以濡养；肝气条达、疏泄有度可保持心脉通畅、气血和调。正如《薛氏医案·求脏病》说："肝旺则心亦旺"，"肝气通，则心气和。"肝失所藏，心失其运，均可相互影响，而致血运失常。心血不足可致肝血亏虚，肝血不足反致心血亏虚，因此，临床上常见心慌、心悸等症状与头晕目眩、爪甲不荣、手足麻木、颤抖等肝虚症状并存。肝失疏泄（疏泄不及），常致气滞血瘀，发生胸闷胁痛等症；疏泄太过，血失约束，溢出脉外，可见出血、瘀斑等症。

②精神情志：心主神志，肝主疏泄。心藏神，主宰精神、意识和思维及情志活动，所谓"心者，君主之官，神明出焉"。然而，肝通过调达气机、和畅气血来体现其对神志活动的影响，如"肝者，将军之官，谋虑出焉"，即指此意。肝气郁结，每致心情抑郁、默默不乐；若郁久化火伤阴，则可见心烦易怒、头晕目眩、心慌易惊等。而神思过度，心火偏亢，也可导致肝升太过，肝火上炎。故临床上心火旺与肝火旺常相互影响或同时并见，表现为心烦目赤、急躁易怒、失眠多梦等。

（3）心与肺

心肺同居上焦，心主血而肺主气，心主行血而肺主呼吸。心与肺之间的功能联系，以心主血与肺主气的相互依存、相互为用为主，由宗气之作用得以实现。

肺为燥金，主气，司呼吸，主宣发肃降，通调水道，朝百脉，主治节，在志为忧。其主一身之气与呼吸之气；其依赖其宣发肃降之性，对体内水液代谢起调节作用；而其将全身血液通过经脉而聚会于肺，通过肺的呼浊与吸清，输布全身以体现其朝百脉功能。所以，气血运行、视听触觉、心动强弱及其他生命活动，均由宗气通过贯心脉的功能而得以正常进行。若肺气虚衰，主气功能及宣肃失常，宗气形成不足，难以贯心脉而助血运；气机调节障碍，升降异常，血液运行因此受制，出现胸闷、心率改变，甚至唇青、舌紫等血瘀现象。心血不足、心阳不振、瘀阻心脉等，也可影响肺的宣发和肃降功能，出现咳喘、胸闷等肺气上逆表现。

（4）心与肾

①水火既济：心居上焦属阳属火，其性主动，以阳为主，肾居下焦属阴属水，其性主静，以阴为主。心火下降以资肾阳，温煦肾阴，而肾水不寒；肾水上济以资心阴，濡养心阳，而心火不亢。此即所谓水火既济，心肾相交，乃机

体阴阳平衡的一项重要保证。肾属寒水，主藏精，主生长发育和生殖，主水液，主纳气，在志为恐，在液为唾，在体为骨，主骨生髓，其华在发，在窍为耳及二阴。其所藏之精气，是机体生命活动的根本，其主水功能表现为气化作用对机体水液代谢的主持调节；其纳气作用则体现了呼吸运动中肾脏封藏功能的重要性。若命火充足，则心阳旺盛，血运调畅。而血运调畅，又可充实命门真火。若心火不足，则命火亦微，肾水难以温化，见肢冷水肿，水饮内停等症；若寒饮上凌心肺，又见心悸、喘促等。反之，若肾阴不足，难于上济，见心火独亢，表现为心悸而烦、失眠多梦等。

②精神互用：心藏神，肾藏精。精生髓，髓海充则生神，为气、神之源；神能控精驭气，为精、气之主。精是神的物质基础，神是精的外在表现。精气充沛是神志活动的正常保证，神机旺盛，是精气生死的重要保证。如《类证治裁·内景综要》中说："神生于气，气生于精，精化气，气化神。"

③君相安位：心为君火，肾为相火。君火在上，如日照当空，为一身之主宰；相火在下，系阳气之根，为神明之基础。命火秘藏，则心阳充足；心阳充盛，则相火亦旺。君火相火，各安其位，则心肾上下交济，否则即出现不寐、心悸、口舌生疮等。

（5）心与三焦

心与三焦的联系不外气血生成与运行两方面。中焦受气取汁，变化而赤是谓血；泌糟粕而蒸津液，化其精微，上注肺脉。是故中焦生化正常，则心才有所主；上焦开发、宣发，若雾露之溉。三焦气化正常，则气机升降出入有序，气血运行调畅。

（6）心与胆

心与胆之间的关系，主要体现于共同调节精神情志活动方面。心藏神，而胆主决断，两者相互作用。以维持正常的精神情志活动。另一方面，胆应春升之气，为生气之首，主升发，故有"十一脏皆取决于胆"之说。因此，胆腑功能又可影响心及其他脏腑的所有生理功能。

（7）心与胃

心与胃的生理功能联系主要体现于气血生成与气血运行的关系。胃与脾为气血生化之源，饮入于胃，游溢精气，中焦受气取汁而生成气血。气血生化之源旺盛，则心有所主，血运调畅。反之，心君健而四方安宁，心脏功能正常，也可保证中焦脾胃功能发挥正常。

（8）心与小肠

①生化血液：小肠乃受盛水谷之腑，由脾转输于心的精微物质，绝大部分源于小肠，故一般称小肠有奉心化血之功能。而这一功能又必须借心阳的温煦作用才能实现。

②泌别清浊：小肠上连于胃，下接大肠。胃及小肠中的水谷精微，由脾转输上归心肺化而为血，其余水分及糟粕经小肠泌别清浊，其清者（水液）渗入膀胱而为尿，浊者（糟粕）下入大肠为大便，小肠的这一功能也必须依赖于心阳的资助。

### 3. 心包的生理功能

心外面有一层包膜，称心包，又称之为心包络、膻中。《灵枢·胀论》说："膻中者，心主之宫城也。"心包围护于心脏之外，能通行气血，犹如心的屏障，有保护心君，"代心行令"的功能，故又称为"心主"。《素问·灵兰秘典论》说："膻中者，臣使之官，喜乐出焉。"心包的功能既与心主神志的功能类似，又有保护心脏的作用，当外邪侵犯心脏时，心包常代心受病而表现出精神情志异常的症状，故邪气犯心，首先侵犯心包，心包受邪，势必影响心的功能，因此在温热病出现高热、神昏、谵语或昏沉不语等神志症状时，称为"热入心包"。《血证论》说："凡心之能事，皆心包络为之。见证治法，亦如心脏。"心包络尚有"代心受邪"的作用，如果邪气侵及心脏，首先是心包络受病。心包络的病证，治疗上也从心论治。

## 三、气生理

气是人体内活力很强运行不息的由精化生的极精微物质，是构成人体和维持人体生命活动的基本物质之一，如《素问·阴阳应象大论》说："精化为气。"气运行不息，推动和调控着人体内的新陈代谢，维系着人体的生命进程。气的运动停止，则意味着生命之终止。

### 1. 气的构成

人体之气由先天之精所化生的先天之气（元气）、水谷之精所化生的水谷之气和自然界的清气构成，水谷之气和自然界的清气又合称为后天之气（宗气），三者结合而成一身之气。而水谷精微化生的血和津液，也可作为化气之源。如《灵枢·刺节真邪》说："真气者，所受于天，与谷气并而充身也。"《灵枢·营卫生会》说："人受气于谷，谷入于胃，以传与肺，五脏六腑，皆以受气。"

来源于自然界的清气需要依靠肺的呼吸功能和肾的纳气功能才能吸入体内。《素问·阴阳应象大论》说："天气通于肺。"清气参与气的生成，并且不断吐故纳新，促进人体代谢活动，因而是生成人体之气的重要来源，清气随呼吸运动源源进入体内，不可间断。

### 2. 气的运动与气化

（1）气的运动

气的运动即气机，有升、降、出、入四种基本形式。如先天之气、水谷之气和吸入之清气，都必须经过升降出入才能布散全身，发挥其生理功能。而精、血、津液也必须通过气的运动才能在体内不断地运行流动，以濡养全身。人体脏腑、经络、形体、官窍的生理活动必须依靠气的运动才得以完成，脏腑、经络、形体、官窍之间的相互联系和协调也必须通过气的运动才得以实现。也就是说，人体整个生命活动都离不开气的升降出入运动。同时，人与自然环境之间的联系和适应，也离不开气的升降出入运动，如吸入清气、呼出浊气；摄入食物和水液，排出粪便及尿液、汗液等都是气运动的体现。气的升降出入运动是人体生命活动的根本。故《素问·六微旨大论》说："出入废则神机化灭，升降息则气立孤危。故非出入，则无以生长壮老已；非升降，则无以生长化收藏。是以升降出入，无器不有。"

脏腑之气的升降出入：人体的脏腑、经络、形体、官窍，都是气升降出入的场所。气的升降出入运动，也只有在脏腑、经络、形体、官窍的生理活动中，才能得到具体体现。

心肺居上位，在上者宜降；肝肾居下位，在下者宜升；脾胃居中，通连上下，为升降转输的枢纽；六腑传化物而不藏，以通为用，以降为顺，在饮食水谷的消化吸收过程中，六腑也有着吸取水谷精微和津液参与全身代谢的作用，降中寓升；肝主升发、肺主肃降，肺主出气、肾主纳气，脾主升清、胃主降浊以及心肾相交等，都表现了脏与脏、脏与腑之间处于升降的统一体中。而就某一脏言，其本身也是升与降的统一体，如肺之宣发肃降、小肠的分清泌浊等。总之，脏腑的气机升降运动，在生理状态下，体现了升已而降，降已而升，升中有降，降中有升的特点，并通过气化作用，升清降浊，摄取精微，排泄废物，维持物质代谢和能量转换的动态平衡，共同完成整个机体的新陈代谢，促进生命活动的正常进行。

当气的运动出现异常变化，升降出入之间失去协调平衡，"气机失调"时，就会出现"气机不畅""气滞""气逆""气陷""气脱""气闭"等运动失常的状态和机理。

（2）气化

体内精微物质的化生及输布，精微物质之间、精微物质与能量之间的互相转化，以及废物的排泄等等都属于气的运动而产生的各种变化，是气化。如《素问·阴阳应象大论》所说："味归形，形归气；气归精，精归化；精食气，形食味；化生精，气生形……精化为气。"因此，体内精气血津液各自的代谢及其相互转化，是气化的基本形式，是生命最基本的特征之一。如精的生成，包括先天之精的充盛和后天水谷之精的化生；精化为气，包括先天之精化生元气和后天之精化生谷气，以及谷气分化为营卫二气；精化为髓，髓充骨而消耗或汇脑而化神；精与血同源互化；津液与血同源互化；血的化生与其化气生神；津液的化生与其化汗化尿；气的生成与代谢，包括化为能量、热量以及生血、化精、化神，并分化为脏腑之气和经气；如此等等，皆属气化的具体体现。

气的升降出入运动以及气的阴阳双方之间相互作用，是气化过程发生和赖以进行的前提与条件；气的各种运动形式又是从气化过程中得以体现出来的。如《素问·天元纪大论》说："物生谓之化，物极谓之变。"气的升降出入运动维系了体内新陈代谢的协调稳定和生命过程的有序发展，气的运动及其气化过程的停止就意味着生命活动的终结。

### 3. 气的生理功能

（1）推动与调控作用

气的推动作用表现在气能推动和激发人体所有脏腑经络进行正常的生理活动，并以自身的运动来推动精、血和津液等有形物质的代谢；气的调控作用表现在推动、兴奋、升发的阳性作用及宁静、抑制、肃降的阴性作用。如《证治准绳·杂病·诸气门》说："一气之中而有阴阳,寒热升降动静备于其间。"《医原·阴阳互根论》又说："阴阳互根,本是一气,特因升降而为二耳。"

（2）温煦与凉润作用

气的温煦作用可以使人体温暖,消除寒冷,使人体维持相对恒定的体温;有助于各脏腑、经络、形体、官窍进行正常的生理活动;有助于精血津液的正常施泄、循行和输布,即所谓"得温而行,得寒而凝"。如《医碥·气》说:"阳气者,温暖之气也。"气的温煦作用对人体有重要的生理意义。而发挥凉润作用的阴气以其寒凉、柔润、制热的特性来制约阳气太过温煦所致的脏腑机能亢奋、精血津液代谢加快等热性病变。

（3）防御作用

气既能护卫肌表,防御外邪入侵,同时也可以驱除侵入人体内的病邪。如《素问·刺法论》说:"正气存内,邪不可干。"气的防御功能正常,则邪气不易入侵;或虽有邪气侵入,也不易发病;即使发病,也易于治愈。气的防御功能决定着疾病的发生、发展和转归。如《医旨绪余·宗气营气卫气》说:"卫气者,为言护卫周身,温分肉,肥腠理,不使外邪侵犯也。"若气的防御作用低下,势必不能抗邪,邪气易于入侵而发生疾病,故《素问·评热病论》说:"邪之所凑,其气必虚。"当邪气入侵人体某一部位时,机体正气就会聚集该处,发挥抗御邪气、驱邪外出的作用。

（4）固摄作用

气对于体内血、津液、精等液态物质有固护、统摄和控制的作用,从而防止这些物质无故流失,保证它们在体内发挥正常的生理功能。具体表现在:统摄血液,使其在脉中正常运行,防止其溢出脉外;固摄汗液、尿液、唾液、胃液、肠液,控制其分泌量、排泄量和有规律地排泄,防止其过多排出及无故流失;固摄精液,防止其妄加排泄。若气的固摄作用减弱,气不摄血,可以引起各种出血;气不摄津,可以引起自汗、多尿、小便失禁、流涎、呕吐清水、泄泻滑脱等;气不固精,可以引起遗精、滑精、早泄等。

（5）中介作用

气充斥于人体各个相对独立的脏腑组织器官之间,成为它们相互之间联系的中介。

气有能感应传导信息以维系机体的整体联系的中介作用。气是感应传递信息之载体。人体内各种生命信息，都可以通过在体内升降出入运行的气来感应和传递，从而构建了人体各个部位之间的密切联系。外在信息感应和传递于内脏，内脏的各种信息反映于体表，以及内脏各种信息的相互传递，皆以人体内无形之气作为信息的载体来感应和传导。例如脏腑精气盛衰可以通过气的负载和传导而反映于体表相应的组织器官；内部脏腑之间可以通过经络或三焦等通道，以气为载体传递信息，加强联系，维护协调。如针灸、按摩或其他外治方法等的刺激和信息，也是通过气的感应运载而传导于内脏，以达到调节机体生理活动协调的目的。因此，气是生命信息的载体，是脏腑形体官窍之间相互联系的中介。

## 四、血生理

血是运行于脉管中（红）赤色液态样的营养物质，是构成人体和维持人体生命活动的基本物质之一。而被称为"血府"的脉管是血液运行的管道，血液在脉中循行于全身，脉起着约束血液运行的作用，血液循脉运行周身，内至脏腑，外达肢节，周而复始，发挥营养和滋润作用，为脏腑、经络、形体、官窍的生理活动提供营养物质，是人体生命活动的根本保证。如《灵枢·营卫生会》云："其清者为营，浊者为卫，营行脉中，卫行脉外，营周不休，五十而复大会，阴阳相贯，如环无端。"

### 1. 血生理功能的物质基础

精、血、津液都是液态物质，与气相对而言，其性质均属于阴。精、血、津液三者之间存在着互相转化、互相补充的关系，即"精血同源""津血同源"。

（1）水谷精微

水谷精微是化生血液最基本的物质。如《灵枢·决气》云："中焦受气取汁，变化而赤，是谓血。"水谷精微在脾胃、心、肺、肾等脏腑的共同作用下，经过一系列气化过程，而得以化生为血液。

（2）营气

来源于脾胃所化生的水谷精微，其清柔的部分，注于血脉之中，通过心肺的气化作用，化生为血液，为血液的组成部分，即所谓"气能生血"。从摄入饮食物，到转化成水谷精气，水谷精气转化成营气，营气转化成赤色的血。这每一个过程都是气的运动变化的结果，因此说，气能生血。气旺，则化生血液功能强盛，血液充盈；气虚，则化生血液的功能衰弱，可导致血虚。

（3）津液

津液和血液同源于水谷精微。被输布于肌肉、腠理等处的津液，不断地渗入孙络，成为血液的组成成分，并有濡养和滑利血脉的作用。血与津液在运行输布过程中相辅相成，互相交会，津可入血，血可成津，共同发挥其滋润、营养作用。如《血证论》所说："……水中有血……血中有水。""是水与血，原并行而不悖。"因此，有"津血同源"之说。汗为津液所化，汗出过多则耗津，津耗则血少，故又有"血汗同源"之说。如果津液大量损耗，不仅渗入脉内之津液不足，甚至脉内之津液还要渗出于脉外，形成血脉空虚、津枯血燥的病变。故《灵枢·营卫生会》有"夺汗者无血"之说。

在病理上血与津液又相互影响，《素问·调经论》说："孙络外溢，则经有留血。"《金匮要略·水气病脉证并治》又说："经为血，血不利则为水，名曰血分。"故血能病水，水能病血，水肿可导致血瘀，血瘀亦可导致水肿。如《血证论·阴阳水火气血论》所说："汗出过多则伤血，下后亡津液则伤血，热结膀胱则下血，是水病而累血也。"

（4）肾精

肾藏精，肝藏血，二者可以相互转化，故有"精血同源"之说。精是血液化生的基本物质，血是精之属也。《诸病源候论·虚劳精血出候》说："肾藏精，精者血之所成也。"由于精与血之间存在着相互资生和相互转化的关系，因而肾精充足，则可化为肝血以充实血液。如《张氏医通·诸血门》说："精不泄，归精于肝而化清血。"因此，肾藏精，精生髓，髓养骨。故《素问·生气通天论》说："骨髓坚固，气血皆从。"由此可见，精髓是化生血液的重要物质基础。"精足则血足"（《类经》）。血液以水谷之精化生的营气、津液及肾精为其化生之源。

## 2. 血生理功能

### （1）濡养滋润作用

血液由水谷精微所化生，含有人体所需的丰富的营养物质，而血的营养作用即由其组成成分所决定。血在脉中循行，内至五脏六腑，外达皮肉筋骨，不断地对全身各脏腑组织器官起着濡养和滋润作用，以维持各脏腑组织器官发挥生理功能，保证了人体生命活动的正常进行。如《难经·二十二难》中所说："血主濡之。"全身各部（内脏、五官、九窍、四肢、百骸）无一不是在血的濡养作用下而发挥其正常的生理功能。如鼻能嗅，眼能视，耳能听，喉能发音，手能摄物等都是在血的濡养作用下完成的。如《素问·五脏生成》说："肝受血而能视，足受血而能步，掌受血而能握，指受血而能摄。"说明血的濡养作用，较明显地反映在面色、肌肉、皮肤、毛发、感觉和运动等方面。血量充盈，濡养功能正常，则面色红润，肌肉壮实，皮肤和毛发润泽，感觉灵敏，运动自如。如血的生成不足，或过度耗损，可引起全身或局部血虚失养的病理变化，如头目昏花，面色萎黄，肢体困倦，肌肉瘦削，肌肤干涩，毛发枯萎不荣，肢体麻木或运动无力失灵等。正如《金匮钩玄·血属阴难成易亏论》所说："目得之而能视，耳得之而能听，手得之而能摄，掌得之而能握，足得之而能步，脏得之而能液，腑得之而能气。是以出入升降，濡润宣通者，由此使然也。"

故《景岳全书·血证》说："凡为七窍之灵，为四肢之用，为筋骨之和柔，为肌肉之丰盛，以至滋脏腑，安神魂，润颜色，充营卫，津液得以通行，二阴得以调畅，凡形质之所在，无非血之用也，是以人有此形，惟赖此血，故血衰则形萎，血败则形坏，而百骸表里之属，凡血亏之处，则必随所在而各见其偏废之病。"

（2）化生神志

血是机体精神活动的物质基础。《灵枢·营卫生会》说："血者，神气也。"血气充盛，血脉和调，则精神充沛，神志清晰。如果心、肝血虚不养神，可见心悸、失眠、多梦、烦躁，甚则神志恍惚、癫狂、昏迷等神志不安的表现；如血热心神被扰，可见神昏谵语；如血瘀不能养神亦可出现神志方面的病变，如健忘、迟钝等。所以《素问·八正神明论》说："血气者，人之神，不可不谨养。"《灵枢·平人绝谷》说："血脉和利，精神乃居。"

此外，血液亦是化生乳汁、经水、养育胎儿的物质基础，若血液亏虚，则经水无源，乳汁缺少，可见经少经闭，缺乳等。

总之，人体的精神活动必须得到血液的营养，只有物质基础的充盛，才能产生充沛而舒畅的精神情志活动。

### 3. 相关脏腑功能

（1）脾胃

脾胃化生的水谷精微是化生血液的最基本物质，而营气和津液又是血液化生的主要物质基础，营气和津液都是由脾胃运化转输饮食水谷精微所产生的。因此，脾胃是血液生化之源。脾胃运化功能的强健与否，饮食水谷营养的充足与否，都影响着血液的化生。若脾胃功能虚弱或失调，造成长期饮食营养摄入不良，可导致血液化生之源匮乏，从而形成血虚的病理变化。另外，如《金匮要略注》说："五脏六腑之血，全赖脾气统摄。"脾主统血。脾气统摄控制血液在脉内运行而不溢出脉外，如果血液离开了脉管，溢出脉外，成为离经之血，离经之血若不能及时排出或消散，变为瘀血，反成为致病因素。

（2）心肺

心气是维持心脏正常搏动，推动血液运行的根本动力，心脏、脉管和血液构成了一个相对独立的系统。心主血脉，输送营养物质于脏腑，促进血液的生成；水谷精微、营气和津液等"奉心化赤而为血"。脾胃运化水谷精微所化生的营气和津液，由脾向上升输于心肺，与肺吸入的清气相结合，贯注心脉，在心气的作用下变化而成为红色血液。故《灵枢·营卫生会》说："此所受气者，泌糟粕，蒸津液，化其精微，上注于肺脉，乃化而为血。"

肺朝百脉，主治节。肺气宣发肃降，治理和调节全身气机，随着气的升降而辅助心脏推动和调节血液运行至全身。尤其是宗气贯心脉而行血的功能，突出了肺气在血行中的推动和促进作用。此外，十二经脉中手太阴肺经的起点始于中焦，说明肺脉化生血液流向全身，肺脏在化生血液中起着重要作用。

（3）肝

肝主疏泄，调畅气机，使血液运行畅通无阻；肝主藏血，贮藏血液和调节血量，根据人体各个部位的生理需要，在肝气疏泄功能的协调下，调节脉道中循环血量，维持血液循环及血流量的平衡，同时，肝藏血的功能可防止血溢脉外，避免出血的发生；"肝生血气"，肾精归于肝，经肝之生化，方化为血。

（4）肾

肾精化血。肾精化生元气，促进脾胃化生水谷精微，奉心化赤而为血。肾藏精，精生髓，精髓是化生血液的基本物质之一。肾中精气充足，则血液化生有源，同时肾精充足，肾气充沛，也可以促进脾胃的运化功能，有助于血液的化生。如若肾精不足，或肾不藏精，则往往导致血液生成亏少。因此，临床上治疗血虚病证，有时需采用补肾益精方法，增强肾精及肾气的作用，促进脾胃功能及精血之间的互生互化。

由上可见，心气的推动、肺气的宣发肃降、肝气的疏泄是推动和促进血液运行的重要因素。脾气的统摄及肝的藏血是固摄控制血液运行的重要因素。而心、肝、脾、肺、肾等脏生理功能的相互协调与密切配合，共同保证了血液的正常运行，其中任何一脏的生理功能失调，都可引起血行失常的病变。如心气不足，血运无力，可以形成血瘀；肺气不足，宣降失司也可导致血瘀；脾气虚弱，统摄无力，可产生多种出血病证；肝失疏泄，肝气上逆可致出血，抑郁不畅可致瘀血等。故《温病条辨·治血论》说："故善治血者，不求之有形之血，而求之无形之气。"

## 五、脑心与气血关系

心脑作为脏腑器官的重要组成部分，统领和协调其他脏腑器官的功能，而这一切功能的发挥均依赖于气血生理功能的正常进行。气能生血，气的运动变化能产生血；气能行血，血属阴主静，不能自行，血的运行，有赖于气的推动；气能摄血，能摄血液循一定的脉道运行，而不致外溢；血为气之母，气不能离开血而单独存在，气必须依靠血的运载，才能达到全身各处；血又可源源不断地把精微物质供给气，使其更好地发挥作用。由此，脑、心与气、血才得以发挥其正常生理机能。

### 1. 脑与气

（1）脑与元气

元气，又称"原气""真气"，其源于肾中精气（先天之气），并赖后天水谷精气培育的一种人体最基本最重要的气，是人体生命活动的原动力。元气发源于肾，通过三焦流行于全身，内至脏腑，外达肌肤腠理，而作用于机体的各个部分。元气推动脑的生长发育；温煦和激发脑器官的生理活动，故元气是人体生命活动的原动力，是脑之气的本原。因此，元气的充足与否也关系到脑的生长发育，关系到脑各种生理功能的正常发挥。元气充盛，则髓海满盈。《素问·五脏生成》说:"诸髓者,皆属于脑。"《灵枢·海论》云:"脑为髓之海。"脑居颅内,颅内容量是恒定不变的,元气充盛,脑海容量才能满盈,脑之气循行不足,其恒定容量则减少,髓海便空虚,所以脑之髓海不单是指白色的脑结构物质,同时也包括了红色血液和无形之气。

（2）脑与宗气

宗气入脑为思。宗气是以肺吸入的自然界清气与脾胃所化生的水谷精微之气相合,聚集于胸中的一种气。宗气聚于胸中,贯注于心肺之脉,上出于肺,循喉咙而走息道;下则蓄于丹田,注入阳明之气街而下行于足。宗气走息道、司呼吸,与言语、声音、呼吸强弱有关;贯心脉、行气血,推动心脏搏动、调节心率和心律;与人体的视、听、言、动等机能相关。由此,宗气上肝生筋;奉心化血;灌溉雾露肺脏;润泽喉咙,舌本以司音声之机;入脑为思;入贯全身肌肉;大运卫表。若宗气生成不足,导致一身之气衰少,脑之气亦减少,则作为脏腑器官重要组成部分的脑的生理功能不能正常发挥。

（3）脑与营气

营气与脏腑之气是濡养化生脑髓的基本物质。营气运行于脉中,具有营养作用。又称"营阴""营血"。主要由水谷精气中精粹部分所化生,"清者为营""营行脉中"。营气通过十二经脉和任督二脉而运行于全身,贯五脏而络六腑。营气进入脉中,同时吸收脉外津液进入脉中,共同成为血液的组成成分;营气循经脉流注全身,为脏腑、经络等生理活动提供营养物质。《素问·痹论》中说:"荣者,水谷之精气也,和调于五脏,洒陈于六腑,乃能入于脉也,故循脉上下,贯五脏,络六腑也。"营气循经脉流注全身,进入脑髓,为脑髓提供营养物质。

（4）脑与卫气

卫气运行于脉外,有护卫功能,又称"卫阳"。主要由水谷精气中慓疾滑利部分所化生,"浊者为卫"。《素问·痹论》说:"卫者,水谷之悍气也。其气慓疾滑利,不能入于脉也。故循皮肤之中,分肉之间,熏于肓膜,散于胸腹。"卫气温养脏腑、肌肉、皮毛,保持体温相对恒定。卫气司汗孔开合,控制汗液排泄,调节人体的水液代谢和体温恒定。护卫肌表,防御外邪入侵。《医旨绪余·宗气营气卫气》说:"卫气者,为言护卫周身……不使外邪侵犯也。"卫气具有温煦脑及全身的作用。内而脑及脏腑,外而肌肉皮毛都得到卫气的温养,从而保证了脑及脏腑肌表的生理活动得以正常进行。卫气充足，温养机体，则可维持人体体温的相对恒定。卫气虚亏则温煦之力减弱，易致风寒湿等阴邪乘虚侵袭脑及肌表，出现阴盛的寒性病变；若卫气在局部运动受阻，郁积不散可出现阳盛的热性病变。故《读医随笔·气血精神论》说："卫气者，热气也。凡肌肉之所以能温，水谷之所以能化者，卫气之功用也。虚则病寒，实则病热。"

（5）脑与脏腑、经络之气

脏腑、经络之气是构成脏腑经络的最基本物质，也是维持脏腑经络生理活动的物质基础。脑通过十二正经以及任督二脉，将脑中之气循环达于五脏六腑，也通过脑气筋联属五官九窍与脏腑，散布脑气到达五脏六腑，共同协调五脏六腑的运动与感觉。正如清末医家邵同珍在《医易一理·人身脑气血脉根源脏象论》中所说："脑精气……分九对，脑气筋入五官脏腑以司视听言动……脊髓者，由脑直下，为脑之余，承脑驱使，分派众脑气筋之本也。脊柱二十四节，凑叠连贯，互相勘合而成。共成脑气筋三十一对，由筋分线，由线分丝，愈分愈细，有绕如网者，有结如球者，以布手足周身，皮肉筋骨，无微不到。"

脏腑之气和经络之气均来源于肺吸入的清气、脾胃化生的水谷精气与肾中精气，其中由肺吸入的清气和水谷精气在气化中被消耗，产生能量和热，供给人体生命活动的需要。肾中真精化生元气分布到脏腑成为脏腑之精，即徐灵胎在《医学源流论·元气存亡论》中所说的"五脏有五脏之真精，此元气之分体者也。"脑汇聚了五脏六腑之精气，对脑发挥濡养作用。

脑气虚损多出现眩晕，头空痛或隐痛，记忆力、计算能力下降，视物昏花，失眠多梦，精神萎靡不振，甚至昏不知人，嗜睡等；气陷可见到头晕目眩，少气倦怠，耳鸣耳聋，目眶深陷等；脑气郁可见头闷痛，嗳气太息，抑郁，癫狂等表现；气滞可见头胀痛不舒，攻窜不定，时轻时重，随精神情绪变化而增减；气逆见头痛，眩晕，突然昏厥等；脑气不清，可出现头痛昏重，眩晕，视物昏花，言语不清甚至郁证，癫狂，喜怒不自知，登高而走，弃衣而歌等表现。

## 2. 脑与血

神志活动离不开血气充盈。《灵枢·营卫生会》说："血者，神气也。"血是神志活动的物质基础，有血气才能有神气，人的精神思维意识活动才能正常进行。脑之髓海，包括先天之精髓和后天之精髓。先天之精即"元脑、元神"，是禀受父母生殖之精而得，为脏腑阴阳之本，生命之源，为先天之本，但先天之本须依赖于后天脑内气血循行的充盈和润养才能不断充实、发育完善。先天之精髓虽与生俱来，但其分化发育过程离不开脑气血的滋润营养。通过气血循行来调节脑的养分和代谢产物。脑中气血和髓海保持着相对恒定的量。气血、髓海满盈，容量稳定正常，则人之神采奕奕，灵机记性敏捷；脑之气血髓海亏虚不足，则人无神采，灵机记性反应迟钝或丧失脑的正常生理功能。大脑所需的养分离不开脑气血循行的供给，它能将摄入之谷气和吸入之清气输送给脑利用，同时还能将脑代谢利用后之浊气，带到肺肾排出体外，以实现脑的吐故纳新过程。故而正常的脑气血循行有调节平衡髓海满盈，保证脑功能正常发挥的作用。

因此，精、气、血等营养物质通过脉管流经脑腑，并在脑中发挥着重要生理功能。不但将新纳营养精华物质输送给脑利用，同时将脑产生释放的某些促进人体组织发育的生长物质输送至人体其他组织内，发挥其促进体格生长发育的作用，并将脑代谢利用后的浊气物质带到排泄器官，排出体外，以维护脑腑的神明情志，灵机记性功能。脑的许多功能作用失常，应当责之脑气血循行的失调。脑气血充盛，则脑功能正常。

### 3. 心与气

气是不断运动着的极其细微的物质，是构成人体、维持人体生命活动的最基本物质。《素问·六节藏象论》说："天食人以五气，地食人以五味。五气入鼻，藏于心肺，上使五色修明，音声能彰。五味入口，藏于肠胃，味有所藏，以养五气，气和而生，津液相成，神乃自生。"

气的升降出入运动是心发挥正常生理功能的基本形式。气在人体内处于升降出入的不断运动之中，在人体生命活动中无时无刻无处不存在着气的升降出入过程。没有气的升降出入，就没有生命活动。气的升降出入运动过程是通过脏腑的功能活动实现的，心同样存在气的升降出入运动。并通过气的运动来摄其所需，排其所弃，维持正常的生理功能，完成正常的新陈代谢过程。

脏腑气血的升降运动，在上者宜降，在下者宜升，就脏而言，心在上，其气宜降，升已而降，降已而升，升中有降，降中有升，维持心脏气血平衡。

心脏不停地跳动，也有赖于"心主阳气"的功能。所以，《素问·六节藏象论》说："心为阳中之太阳，通于夏气。"《素问·金匮真言论》说："阳中之阳，心也。"《素问·阴阳应象大论》说："心为火脏。"所谓"夏气""太阳""阳中之阳"都是指心脏中存在着一种阳热之气，这种具有火热性质的阳气，要保持一定的量来维持其正常生理功能。因此，心的生理功能发挥正常，血液的循环功能正常，则气有所依，所谓"血为气之母"，则人体各个脏腑组织器官功能因此而发挥正常。反之，如心气不足，则血液运行不畅，或血脉空虚，而见面色无华，脉象细弱无力等，甚则发生气血瘀滞，血脉受阻，而见面色灰暗，唇舌青紫，心前区憋闷和刺痛，脉象结、代、促、涩等。

### 4. 心与血

血是营养和滋润脏腑组织的重要物质，是运行于脉中而循环流注全身的富有营养和滋润作用的红色液体，是构成维持人体生命活动的基本物质之一。心所主，藏于肝，统于脾，循行于脉中，充润营养全身脏腑组织，使五脏六腑、四肢百骸、肌肉皮毛，整个身体都获得充分的营养，使目能视，耳能听，鼻知香臭，舌知味。心功能的协调亦有赖于其所主之血脉的濡养。

心之于血，一是行血以输送营养物质。心气推动血液在脉内循环运行，血液运载着营养物质以供养全身，使五脏六腑、四肢百骸、肌肉皮毛，整个身体都获得充分的营养，借以维持其正常的功能活动；二是生血，使血液不断地得到补充。胃肠消化吸收的水谷精微，通过脾主运化、升清散精的作用，上输给心肺，在肺部吐故纳新之后，贯注心脉变化而赤成为血液，故《素问·阴阳应象大论》有"心生血"之说。

心（脉）功能失常，则必然影响到血液的化生。如心阳不足，温煦无力，不能赤化，津不化血，可致血虚；心气不足，血脉亦弱，化生无力，津液不能化生血液，亦可导致血虚。心阳虚或心气虚的患者多有心血虚之证，而心血虚的患者，也多伴有心气、心阳不足，同时，由于心有调节其他四脏生血的功能，所以心血虚证，难以独见，多与其他脏腑的血虚证伴随出现，如心肝血虚、心脾血虚等。心血虚证，表现为心、神及其他各脏腑器官，失于血液濡养的证候，如心悸、失眠多梦、头晕目眩、颜面肌肤无华、唇舌色淡、脉细弱等。

# 第二节　脑心同治理论的病因学基础

中医学历来重视病因在疾病发生、发展变化过程中的作用，认为任何临床症状和体征都是在某种致病因子的影响和作用下，患病机体所产生的一种异常反应。中医在整体观念的指导下，探求病因，除了解发病过程中可能作为致病因素的客观条件外，主要以临床表现为依据，通过分析病症的症状、体征来推求病因。中医脑心同治论的病因学也以此为基础，将致病因素根据病因的性质及其致病特点分为：六淫、饮食、七情及劳伤因子，并从六淫、饮食、七情及劳伤4个方面探讨其脑心同治论的致病规律及其相互关系。

## 一、六淫因子

风、寒、暑、湿、燥、火六种正常的自然界气候是万物生长的条件，六气的变化有一定的规律和限度，如六气的太过与不及，非其时而有其气，以及气候变化过于急骤，都会使机体不能与之相应，导致疾病的发生，这就是"四时阴阳，生病起于过用"（《素问·经脉别论》）此时的六气，便称为"六淫"。

### 1. 风袭脑心

风之为病，可分为外风与内风两类。风邪外袭多自皮毛肌腠而入，从而产生外风病症；风气内动则产生内风病症。

风为阳邪，其性开泄，易袭阳位，风邪喜动而不居，具有升发、向上、向外的特性，属于阳邪。所以风邪侵袭，阳先受之，上先受之，如《素问·太阴阳明论》曰："故犯贼风虚邪者，阳受之。""伤于风者，上先受之。"而心属阳，以"阳气为用"，五行属性为火，《灵枢·阴阳系日月》曰"心为阳中之太阳"，头又为诸阳之会，因此，脑心易受风邪侵袭而发病，临床上易出现恶风、发热、心慌、气短、脉律不齐及头痛、头晕、半身不遂、头面中风、口眼㖞斜等表现。

风为百病之长，易与它邪和而侵犯心脑，如与寒、痰、火、热等和而为风寒、风痰、风火、风热等证，临床表现为面赤恶风、骨节酸痛、心动悸、气短、胸闷、心痛、脉结代、头痛、头晕、半身不遂、心烦躁扰、高热抽搐等。

内风主要责之于肝，可由肝阳化风、热极生风、血虚风动、阴虚风动、血燥生风所致。

（1）肝阳化风

心主血，肝藏血；心主神志，肝主疏泄，"脑为元神之府"（《本草纲目》）。因此，在疾病的发展过程中，因为阳盛，或阴虚不能制阳，阳升无制而出现肝的功能失调，肝阳化风，肝不藏血，则心无所主，统归于心而分属于五脏的脑的生理功能也因此而失调，出现一系列相关临床表现：头晕目眩、四肢抽搐、头痛如掣、心悸、气短、胸闷、猝然昏倒、不省人事、半身不遂、舌红、脉弦细等。

（2）热极生风

多由邪热亢盛，伤及营血，燔灼肝经，内陷心包，煽动内风，累及脑髓所致，主要表现为高热烦渴，抽搐项强，两目上翻，角弓反张，神志昏迷，舌红苔黄，脉弦数。

（3）血虚风动

心血不足，不能濡养心脏、脑髓、筋脉，表现出心悸怔忡、失眠多梦、眩晕健忘、面色淡白无华、口唇色淡、肢体麻木不仁、手抖头摇、舌淡或舌红、脉细。

（4）阴虚风动

久病耗损阴血，或失血过多，或阴血生成不足，或情志不遂，肝郁化火，暗耗阴血，使心失所养，心神、脑髓、筋脉得不到阴血的濡养，出现心动不安、怔忡、心神不宁、手足蠕动、头震颤、眩晕健忘、五心烦热、潮热盗汗、舌红少津、脉细数等。

（5）血燥生风

久病耗血，或年老精亏血少，或长期营养缺乏生血不足等，出现经脉气血失于和调，心脑及相关肌肤失润化燥，出现皮肤干燥瘙痒、肌肤甲错等临床表现。

**2. 寒中脑心**

寒之为病，分为外寒、内寒。外寒致病又有伤寒、中寒之别。"阴盛则阳病"(《素问·阴阳应象大论》)所以感受阴寒之邪，最易伤及人体阳和之气，作为"阳中之太阳"及作为人身精髓气血阴阳之总会的心脑受损，血脉痹阻，气血不得畅通而出现头痛、身痛，或胸闷剧痛暴作、舌淡苔白等。如《素问·痹论》所说："痛者，寒气多也，有寒故痛也。"

寒性清冷、凝滞、收引，寒客血脉，则气血凝滞，血脉挛缩，如《素问·举痛论》说："寒气客于脉外则脉寒，脉寒则缩蜷，缩蜷则脉绌急，绌急则外引小络，故卒然而痛。"大寒入骨，则髓冷脑逆，头齿俱痛，如《素问·奇病论》说："当有所犯大寒，内至骨髓，髓者以脑为主，脑逆故令头痛。"临床可见头身、骨节疼痛、脉紧。

内寒之于心脑，常因外寒侵入机体，积久不散，导致人体心气心阳受损，同时，因肾中有真阳，肾由督脉而通于脑，因此，寒邪中于真阳，伤及脑髓，可见畏寒肢冷、头痛、心痛暴作，痛势剧烈，舌淡胖苔白滑，脉象微细；心神失养、涣散，以致神志模糊，甚则昏迷。

### 3. 暑扰脑心

暑邪纯属外邪，有明显的季节性，其性炎热，为阳邪，阳性升发，故暑邪侵犯心脑，多直入心之气分，或热盛蒸脑，或升散之暑邪耗气伤津，致气阴大亏，不能上承于脑，出现心烦失眠、口渴喜饮、神昏谵语，甚则暑厥等。

### 4. 湿蒙脑心

湿邪为病，亦有外湿、内湿之分。外湿多由气候居处潮湿，或涉水冒雨等外在湿邪侵袭人体心脑所致。湿性重着、黏滞为阴邪，易阻遏气机，损伤阳气。并且湿为土浊之气，头为诸阳之会，其位高，其气清，其体虚，清阳之气均系于头，故感受湿邪常见头重如裹、周身困倦酸懒、多寐、痴呆神昏、脘闷作恶、舌苔腻、脉濡缓，病程较长或反复发作，缠绵难愈。《素问·生气通天论》说："因于湿，首如裹。"

内湿的形成，多因饮食不洁，恣食生冷肥甘，或饥饱失常，损伤脾胃，脾伤则运化失职，致津液不得运化转输，湿从内生，聚而为患。脾伤则生血不足，统摄无权，或致心血亏虚，或致血溢脉外。心血亏虚则心无所主，出现心神不宁，失眠多梦；头目失养，则眩晕健忘。血溢脉外则出现皮下出血、脑中风等病证。

### 5. 燥犯脑心

燥邪为病，有外燥、内燥两类。外燥之邪多从口鼻而入，侵袭肺卫，与温热之邪结合而发为温燥证；与寒邪结合而发为凉燥证。

燥性干涩，易伤津液，易伤肺卫。心主血，肺主气，"呼出心与肺"，因此，肺气虚或肺失肃降均可影响心的行血功能，导致血液运行失常，血不养神，脑神失养，出现神志失常，胸闷、咳嗽气促等症。

内燥多见于高热、呕吐、腹泻、出汗、出血过多之后，津液阴血耗伤，津血亏虚，上不能养脑神，心亦无所主，出现神识昏乱，四肢痿厥不用等症。

### 6. 火炎脑心

火之为病，有内外之分，属外感者，多由直接感受温热邪气所致，属内生者，常有脏腑阴阳失调而成。

风寒暑湿燥火入里皆可化火，脏腑功能失调，心情内郁，也能化火。火为阳邪，其性炎上，多见高热、烦渴、汗出、脉洪数等；火热阳邪上炎可扰乱神明，则出现心烦、失眠、狂躁妄动、神昏谵语；《素问·至真要大论》说："诸躁狂越，皆属于火。"生风动血，出现抽搐、颈项强直、目睛上视、血溢脉外等病症；火热与心相应，心主血脉而藏神，火邪扰心可见烦躁，或谵妄发狂，或昏迷等；与肝相应，气火上逆致头痛眩晕、口苦咽干、烦躁易怒、不寐等症。与胃相应，"胃不和则卧不安"，表现为不寐；情志过极化火，伤及五志，上扰与脑，出现心悸虚烦、健忘少寐、潮热盗汗、手足心热等症。

## 二、七情因子

喜、怒、忧、思、悲、恐、惊七种情志变化是人体对客观事物的不同反应，突然或长期持久的情志刺激超过了人体本身的正常生理活动范围，使人体气机紊乱，脏腑阴阳气血失调，导致疾病发生。《素问·阴阳大象论》说："人有五脏化五气，以生喜怒悲忧悲。"而《素问·调经论》又说："血有余则怒，不足则恐。"《灵枢·本神》说："心气虚则悲，实则笑不休。"可见情志活动以五脏精气作为物质基础且与内脏气血关系密切。

七情之于心脑，《素问·六节藏象论》说："心者，生于本，神之变也。"《灵枢·口问》说："心者，五脏六腑之主也……故悲哀愁忧则心动，心动则五脏六腑皆摇。"又曰:"大惊卒恐,则血气分离,阴阳破败,经络厥绝,脉道不通,阴阳相逆,卫气稽留,经脉虚空,血气不次,乃失其常。"《素问·调经论》又说:"血之与气并走于上,则为大厥。"由此可见,七情在伤及心及相关脏腑之神时,亦伤及脑髓,血气不按正常次第运行,气逆血乱,导致心脑病症的发生。

### 1. 喜则气缓

《灵枢·本神》说:"喜乐者,神惮散而不藏。"故喜无节制,暴喜则伤心,使营卫气血不通,心气涣散不收,不能奉养心脑之神;脑神失主,神无所藏而游离。临床上可见精神不集中、心悸、心烦不寐,甚至语无伦次、举止失常等症。

### 2. 怒则气上

怒为肝志,若肝之气郁不舒,脑神为之怫郁不畅,则善疑多虑,神志恍惚;肝藏血,肝气横逆上冲,血随气逆,并走于上,损伤心脑之血络而出现呕血、吐血及耳鼻出血症状;如《素问·举痛论》说:"怒则气逆,甚则呕血及飧泄。"若上逆之气血扰乱心脑,蒙闭清窍,则出现头晕目眩,甚至神昏暴厥症状,如《素问·生气通天论》说:"阳气者,大怒则形气绝,而血菀于上,使人薄厥。"

### 3. 悲忧则气消

忧(悲)为肺志,《灵枢·本神》说:"愁忧者,气闭塞而不行。"心肺同居上焦,过于悲忧可使心系拘急,包络气机阻塞不通,则内心痛苦,表情不舒,神疲乏力,食欲不佳,如《素问·痿论》说:"悲哀太甚,则胞络绝,胞络绝则阳气内动,发则心下崩。"悲忧过度亦可影响到统率五脏之神的脑神,出现神气不足,精神萎靡,意志消沉,胸闷心悸,少气懒言等。

### 4. 恐则气下,惊则气乱

惊恐为肾志,《素问·经脉别论》说:"有所惊恐,喘出于肺,淫气伤心。""惊而夺精,汗出于心。"《素问·举痛论》又说:"惊则心无所倚,神无所归,虑无所定,故气乱矣。"惊恐虽为肾志,然肾气通于脑,恐伤肾气,肾气不足,肾之精血亏虚,脑无所充,加之恐则气下,致机体气机逆乱,升降失常，则形神失调而发病。由此可见，惊恐虽伤肾，但其为病多见心无所倚，怵惕不安，如恐人将捕之，神志错乱，甚至癫狂等。

### 5. 思则气结

思为脾志，《素问·举痛论》说："思则心有所存，神有所归，正气留而不行，故气结矣。"故思发于脾而成于心，《灵枢·本神》说："心怵惕思虑则伤神，神伤则恐惧自失，破䐃脱肉，毛悴色夭。"脑主五脏之神，久思则耗伤心血，心神失其所养，髓海空虚，脑失其用，则出现失眠健忘、怔忡、心神不定、形体消瘦、头晕、耳鸣、便溏等。

## 三、饮食因子

饮食是人体赖以维持生命活动，保持健康的必要条件，是营养的源泉。如果饮食不当，失其节制，或者五脏之所欲与五味之所令失其相互之间的协调，则可引起相关脏腑的多种病证，其中与心脑相关的疾病，主要与饮食之五味偏嗜，饥饱失常，嗜食肥甘厚味，饮酒过度，饮食不节等有关。

### 1. 五味偏嗜

所谓五味，即辛、甘、酸、苦、咸。《素问·至真要大论》说："辛甘发散为阳，酸苦涌泄为阴，咸味涌泄为阴，淡味渗泄为阳。""夫五味入胃，各归所喜，故酸先入肝，苦先入心，甘先入脾，辛先入肺，咸先入肾。"由此可见五味与五脏，因相类似的五行属性而各有所属。若长期偏嗜某种食物就会使相应之脏腑机能偏盛而发生多种病证。如《素问·生气通天论》所说："味过于酸，肝气以津，脾气乃绝；味过于咸，大骨气劳，短肌，心气抑；味过于甘，心气喘满，色黑，肾气不衡；味过于苦，脾气不濡，胃气乃厚；味过于辛，筋脉沮弛，精神乃央。"

五味之与心脏，辛甘发散为阳，偏嗜辛甘之味，则阳气先受之，作为"阳中之太阳"和"诸阳之会"的心脑，首当其冲受其害。而《灵枢·五味》说："五味各走其所喜，谷味酸，先走肝；谷味苦，先走心；谷味甘，先走脾；谷味辛，先走肺；谷味咸，先走肾。"《素问·阴阳应象大论》又说"咸胜苦""咸伤血"。由此可见，无论属阳之辛甘淡，或属阴之酸苦咸，若偏嗜太过均可影响气、血、津液、精之生成，从而影响到心、脑的正常生理功能而发生病变。

## 2. 饥饱失常

饮食应以适量为宜，饥饱失常均可发病。

过饥则摄食不足，气血生化乏源，久之则气血不足，正气虚弱，抵抗力下降而引发他病。对心脑而言，气血不足则心神失其滋养，出现心悸、气短、失眠、面色无华等症状；血虚脑髓失养，睛目失滋，可出现头晕眼花、健忘及小儿脑发育不良等。

过饱则摄食过量，尤其嗜食肥甘厚味，致脾胃运化功能失常，无以运化水液而聚湿生痰，痰阻于心，心血不畅，可见胸闷心悸，甚至出现胸痹、真心痛。痰迷心窍，可见神昏痴呆；痰火扰心，则发为癫狂；痰浊上犯于脑，蒙闭清窍可见眩晕、昏仆、痴呆等。另外，若嗜酒过度，湿热内生，耗伤心阴，虚火扰乱心神出现心悸、脉律失常、神志恍惚。

## 3. 饮食不洁

饮食不洁可引起多种疾病，或引起寄生虫病，如猪囊尾蚴寄生于脑而发为脑囊虫病，如寄生胆道则出现四肢厥冷的蛔厥证；若进食腐败、变质有毒食物，则毒气犯脑可出现高热神昏，四肢抽搐等脑神失主之象，或剧烈腹痛、吐泻等中毒症状，重者可出现昏迷或死亡；或邪毒化热内陷心包，可现心神不安、烦躁、夜不能寐，重者可见神昏谵语、神志不清等症状。

# 四、劳伤因子

劳伤因子，包括过劳（劳力过度、劳神过度、房劳过度）及安逸过度。

## 1. 过劳

长期操劳过度，则损伤元气，使气血、筋骨、肌肉失其生理常态，而产生病理现象。

### （1）劳力过度

较长期的过度用力可积劳成疾。《素问·举痛论》说"劳则气耗""劳则喘息汗出，外内皆越，故气耗矣"。《素问·宣明五气论》说："久立伤骨，久行伤筋。"由此可见，劳力过度则伤气，久之则气衰少，神疲消瘦，如久视伤血，久卧伤气，久坐伤肉，久立伤骨，久行伤筋，以及劳倦之后，汗出过多，伤津耗气，如具体到五脏，肺劳伤气，心劳伤神，脾劳伤食，肝劳伤血，神劳伤精等。

对于心脑而言，劳力过度可伤五脏，五脏功能受损，久之皆可波及心脏或直接劳及心脏，劳则气耗，劳则喘息汗出，心液内亡，出现心悸气喘、倦怠乏力、少气懒言、静卧嗜寐等；脑神失养，出现神志不安、失眠多梦、头晕健忘、魂不守舍等症。若心脑原有宿疾，劳力过度，或血脉偾张，或血随气逆，蒙蔽清窍则发为昏厥；骤阻心脉，则发为真心痛，均可令人暴亡。

（2）劳神过度

心主血藏神，《素问·阴阳应象大论》说："脾在志为思。"思虑劳神过度，可耗伤心血，损伤脾气，出现心神失养的心悸、健忘、失眠多梦及脾不健运的纳呆、便溏等症，气血生化乏源，阴血暗耗，心脑之神失养，可加重病情，加之虚火上扰，蒙蔽清窍，而致昏厥、中风等证。

（3）房劳过度

肾藏精，主封藏，肾精不宜过度耗泄，房劳过度，易伤肾精。耗精过度，也可引起心气，心脑之神病变，正如《脾胃论》说"气乃神之祖，精乃气之子。气者，精神之根蒂也……积气以成精，积精以全神，必清必静，御之以道"。由此可见，肾精耗伤，则真气受损，脑失其养，脑髓由此而空虚，出现精神萎靡、头晕、头痛、耳鸣、失眠等症；肾精耗伤，相火偏亢，肾水不能上济心火，则出现心悸、心烦、头晕、目眩、腰酸耳鸣等症；精血同源，精亏血少，心血亏虚，心神失养，出现面色无华、心悸、舌淡、脉细等；若心脑原有宿疾，兼房事过度，常可诱发病情复发或加重病情。

## 2. 过度安逸

人体只有适当地运动，气血才能流畅，若不劳动、不运动，易使人气机郁滞，血脉失于宣畅，而出现精神萎靡不振、倦怠嗜卧、肢体软弱无力、心悸等；若贪逸少动，机体所需减少，脾胃功能减弱，气血生化乏源，心血不足，则出现心悸气短、眩晕、面色无华、脉细无力等，若大脑懒于思考，则出现意识思维迟钝、记忆力减退等症。

若过逸又多食，则机体营养过剩，形体肥胖或湿浊内生，气机受阻，或痰瘀互结，痹阻心阳，出现胸闷、气短、动则心悸气喘，甚至短气喘息，不能平卧。

# 第三节　脑心同治理论的病机学基础

病机系病理机制的简称,是阐释、探求、研究疾病发生、发展、变化和转归的病理的专门学科,是诊断疾病与治疗疾病之间唯一不可缺的过程和方法,也就是说不明病机就没有正确的治疗方法。临床疾病种类繁多,其临床表现又错综复杂,故病机亦各不同,治疗方药各有千秋。

中医脑心同治论在探索、研究中风、真心痛、胸痹时,发现心脑血管缺血性疾病有着相同的病因病机,应用相同的治法和方药,获得相同的治疗效果,首创中医脑心同治理论学说。

## 一、气

气系指人体之气,由父母的先天之精气,后天食物中的水谷之精气和自然界中的清气三者有机结合而成,是构成人体和维持人体生命活动的物质基础,具有推动血液循环、产生能量(热能)、促进新陈代谢、防御致病因子侵入等功能。正如《仁斋直指方·诸气方论》曰:"人以气为主,一息不运则机缄穷,一毫不续则穿壤判。阴阳之所以升降者,气也;血脉之所以流行者,亦气也;荣卫之所以运转者,此气也;五脏六腑之所以相养相生者,亦此气也。盛则盈,衰则虚,顺则平,逆则病。"

### 1. 气虚

气虚系因先天生成不足,或后天来源匮乏,或消耗过度等,致气量减少。气虚则鼓动血液循环之力不足,致使血液流速减缓,五脏六腑供血减少,疾病丛生。正如《仁斋直指方·血营气卫方论》曰:"气者,血之帅也。气行则血行,气止则血止,气温则血滑,气寒则血凝。气有一息之不运,则血有一息之不行。"气为血之帅《景岳全书·诸气》又曰:"百病皆生于气,正以气之为用,无所不至,一有不调,则无所不病。故其在外则有六气之侵,在内则有九气之乱,而凡病之为虚为实,为热为寒,至其变态,莫可名状,欲求其本,则止一气字足以尽之。盖气有不调之处,即病本所在之处也。"

气虚则供血不足，脑失血之濡养而中风。《医林改错·半身不遂本源》曰："若元气一亏，经络自然空虚，有空虚之隙，难免其气向一边归并，如右半身二成半，归并于左，则右半身无气；左半身二成半，归并于右，则左半身无气。无气则不能动，不能动名曰半身不遂。"

气虚则血流速减缓，心肌缺血则发心痛，《圣济总录·厥心痛》曰："若诸阳气虚，少阴之经气逆，则阳虚而阴厥，致令心痛，是为厥心痛。"《诸病源候论·心痛病诸候》曰："诸脏虚受病，气乘于心者，亦令心痛。"

### 2. 气滞

气滞系指气行郁滞而阻塞不畅致气流量减少之病机。气在人体贵于运行不止、流布畅通，气滞则影响全身或局部机体之气的运行，导致气血、津液等营养物质在机体的脏腑、经络循行输布受阻，气行则血行，气滞则血瘀，气滞可致血行滞涩，而形成瘀血。《难经·二十二难》曰："气留而不行者，为气先病也。"《读医随笔·承制生化论》曰："气虚不足以推血，则血必有瘀。"张景岳《景岳全书·胁痛》亦曰："凡人之气血犹源泉也，盛则流畅，少则壅滞。故气血不虚则不滞，虚则无有不滞者。"

气行滞涩，气流量减少，脑失之濡养则病中风。《诸病源候论·风偏枯候》曰："血气凝涩，不能润养，久不瘥，真气去，邪气独留，则成偏枯。"《杂病源流犀烛·中风源流》亦曰："肥人多中风。""人肥则腠理致密而多郁滞，气血难以通利，故多卒中也"。

气行不得宣畅而受阻，则心失之濡养则病心痛而急。《诸病源候论·心悬急懊痛候》曰："邪迫于阳，气不得宣畅，壅瘀生热，故心如悬而急，烦懊痛也。"

### 3. 气结

气结系指气结聚、闭塞而运行障碍致气流量骤减之病机，较气滞更为严重之气塞的病理状态。气结于某经脉，该脉络闭塞，脉络闭塞则供血中断，供血中断则脑心组织则缺血，脑心组织缺血则梗死。《丹溪心法》曰："郁者，结聚而不得发越也。当升者不得升，当降者不得降，当变化者不得变化也。"气结于心则心痛，《症因脉治·胸痛论》曰："怫郁气逆，伤其肺道，则痰凝气结……而闷闭胸痛矣。"

### 4. 气逆

气逆系指气之运行升降失常，当降不降，或不降反升，或升之太过的病理状态。升降是气的基本运动形式，升降保持动态平衡，血行则循环正常，是维持机体正常生理功能的首要条件和基础。气逆时气不降而骤升，血随气上涌，血流速增快，血流量增大，势必增加经脉管壁之压力，极易造成出血性脑卒中。《素问·调经论》曰："血之与气，并走于上，则为大厥，厥则暴死，气复反则生，不反则死。"

同理，气逆于心则心痛，《圣济总录·厥心痛》曰："少阳之气逆，则阳虚而阴厥，致令心痛，是为厥心痛。"

## 二、血

血是血液，是循行于脉管中的富有营养的红色液体，系维持人体生命活动的基本物质之一。血是由饮食水谷之精微与肺呼吸之清气结合而成，《灵枢·决气》曰："中焦受气取汁，变化而赤，是谓血。"血具有营养滋润全身和维持神志精神的功能，《素问·五脏生成》曰："肝受血而能视，足受血而能步，掌受血而能握，指受血而能摄。"《景岳全书·血证》曰："灌溉一身，无所不及，故凡为七窍之灵，为四肢之用，为筋骨之和柔，为肌肉之丰盛，以至滋脏腑，安神魂，润颜色，充营卫，津液得以通行，二阴得以调畅。凡形质所在，无非血之用也。是以人有此形，唯赖此血。"血和气的关系密切，相互依存，相互滋生，相互制约，一言以蔽之，"气为血之帅，血为气之母"。气能生血、行血、摄血；血能载气、生气。

### 1. 血瘀

血瘀之名，古代尚有：恶血、留血、衃血、脉凝泣、脉不通等名。血瘀系指血液在脉管中流动不畅、迟缓、阻滞、凝聚的病理状态。血瘀之处，血流速减缓，血流量减少，则出现供血不足之症。因血瘀在不同部位，有如五脏六腑、奇恒之腑、经络、肢体、皮表等，则出现不同疾病。血瘀于脑脉道，则见缺血性脑中风，血瘀于心脉道，则见缺血性真心痛、厥心痛、胸痹等。

现代医学研究证实血瘀之血液流变学参数异常，血液的流动性和黏滞性相应改变，表现为全血黏度（高切、中切、低切）、血浆黏度、红细胞比容、血小板聚集率、纤维蛋白原等参数升高，遂成高血黏滞综合征。中医所言"血瘀滞不行""血凝而不流"是也。临床所见心脑血管缺血性疾病的急性脑梗死、急性心肌梗死、冠心病心绞痛等血瘀证，均可见血液流动性下降和血液黏滞性增高及血液流变学参数升高。

现代医学研究还证实血瘀之血液动力学指标改变，临床应用心脏超声波、血流仪、经颅多谱勒等仪器检测，均显示血流量减少和血流速减缓。临床所见脑梗死、心肌梗死、冠心病心绞痛等血瘀证，均可见血液动力学指标下降，血流速减慢和血流量减少。

现代医学研究尚证实血瘀之动脉管腔狭窄，临床应用超声波、放射性核素造影、心导管检查，均可发现脑心动脉管腔狭窄，系由动脉粥样斑块所致。

### 2. 血塞

血塞系指血液在脉管内阻塞、闭塞、不通之病理状态，较血瘀更为严重的病理，血流中断而不通，是为死血，《备急千金要方》曰："脉不通则血不流……血先死。"

现代医学研究证实血塞系动脉粥样斑块破裂、出血或脱落形成血栓，导致心脑血管阻塞，严重缺血，则致脑梗死或心肌梗死，其梗死范围较血瘀的梗死范围大，症状更为危重。

### 三、痰

痰分有形之痰和无形之痰，有形之痰又称外痰，无形之痰又称内痰。外痰临床表现为痰、涕、涎、唾、沫、黏冻、脓等呼吸系统和消化系统的炎性分泌物。外痰与心脑血管缺血性疾病无关联，我们所阐述和讨论的是与心脑血管缺血性疾病相关联的内痰。

### 1. 内痰

内痰即无形之痰，位于身体五脏六腑、奇恒之腑、经络、骨骼、皮里膜外，无处不在，视之无形，触之无体，是中医独有的病机概念。内痰的形成与脏腑经络阴阳失调有关，气、血、津液、水液是成痰的物质基础，均可败坏而成内痰，故有"内外百病皆痰所致"（《泰定养生主论》）之说。内痰既是病机，亦是病因，因痰致病者称为痰病。痰病分布在多系统中，临床上有多种临床症状和体征，多见怪异之症，故有"怪病多痰"之说。

中医痰病之兴起是随心脑血管缺血性疾病而发展，日臻完善和成熟乃是近代之事。脑血管缺血性脑梗死之中医病机系"痰蔽（蒙）清窍"，临床出现神志不清，甚则昏迷；痰窜经络则出现肢体麻木、半身不遂；痰阻舌本，则见言语謇涩、甚则失语。若痰偏热，尚可见腹胀便秘、喉中痰鸣、舌苔黄厚；若痰偏湿，则又见面白唇暗、四肢不温等。心血管缺血性心肌梗死之中医病机系"痰迷心窍"，临床可见心痛濒死感、口唇爪甲青紫，甚则神志昏迷。

现代医学研究证实痰病均为高脂血症，TC、TG、LDL-C 等均升高。血液流变学参数和血液动力学指标均改变为血黏滞度增高、血流速减低、血流量减少等。

### 2. 痰瘀

痰瘀系指痰病致血瘀，血瘀成痰病，相互依存，相互转化，共同消长的病理变化状态，是谓"痰瘀互结"，是较内痰更为复杂的病机。其中可分痰病夹瘀、瘀血夹痰、痰瘀互结三型。痰病夹瘀者因素有郁痰，后因血滞，与痰相聚，遂成痰夹瘀血，或痰病郁久，气机受阻，久必致瘀，此类皆病程迁延，症见痰病和血瘀证互连。瘀血夹痰者因先血瘀，气滞则生痰，与血相聚，遂成瘀血夹痰，临床多见顽疾不去，病程缠绵，症见血瘀证与痰病互连。痰瘀互结系痰夹瘀血或瘀血夹痰日久而成痰瘀同病。"怪病多痰""怪病多瘀"，两者相结，病种繁多，有学者统计痰瘀互结涉及 14 个系统、113 个病种、17 种症状，并且无性别、年龄之差异，非一般致病因病机可比拟。

同样现代医学研究证实痰瘀在脂质代谢、血液流变学、血液动力学等方面与心脑管缺血性疾病有着相同的病理改变。

# 第四节　脑心同治理论的治疗学

## 一、治疗原则

中医脑心同治理论的治则是中医治疗心脑血管疾病时所遵循的基本原则，是在整体观念和辨证论治理论指导下而制定的治疗心脑血管疾病的准绳，对临床立法、辨治等具有普遍的指导意义。

### 1. 标本同治

标本是指疾病的主次本末和病情轻重缓急的情况。标是疾病表现于临床的现象和所出现的证候；本是疾病发生的病机，即疾病的本质，或者相对地指先病的脏腑及其病理表现。如从邪正双方来说，正气是本，邪气是标；从病因与症状来说，病因是本，症状是标；从疾病先后来说，旧病、原发病是本，新病、继发病是标。标本同治是一种治则，指标病本病并重，应标本兼顾，标本同治。

《黄帝内经》十分重视标本理论，视标本为诊治疾病的纲领。《素问·标本病传论》指出："知标本者，万举万当，不知标本，是谓妄行。"《素问·至真要大论》亦云："夫标本之道，要而博，小而大，可以言一而知百病之害。"说明了标本理论的重要性和灵活性。《素问·标本病传论》还指出："谨察间甚，以意调之，间者并行，甚者独行。"间者并行即为标本同治，因此标本同治作为中医学的治则之一应追溯到《黄帝内经》。

标为疾病的现象、表现；本指疾病发生的本质。"急则治标，缓则治本"是原则，但临床中心脑血管疾病更为多见的是复杂的情况，对于标病与本病并重、标本俱急者，单纯治本不能缓其标，单纯医标不能救其本，理应标本同治。

治疗心脑血管疾病的中药方剂多是通过调整人体内部机制，令人体系统自我平衡、自我修复，并非单纯以人体为战场与病原体作战，或单纯补充于一时，而是调动机体内源性保护机制，将几种作用综合集成，而发挥最大效用。

### 2. 三因制宜

脑心同治的三因制宜原则即因时、因地、因人制宜，指治疗心脑血管疾病要根据季节、地区以及人体的体质、性别、年龄等不同而制定适宜的治疗方法。脑心疾病的发生、发展与转归受多方面因素的影响，如时令气候、地理环境等，尤其是患者个体的体质因素，对疾病的影响更大。因此，在治疗时必须具体情况具体分析，区别对待，以制定出适宜的治疗方案。

（1）因时制宜

四时气候的变化，对人体的生理功能、病理变化均产生一定的影响。根据时令气候节律特点来考虑治疗用药的原则，即为"因时制宜"。《灵枢·岁露论》说："人与天地相参也，与日月相应也。"因而年月季节、昼夜晨昏时间因素，既可影响自然界不同的气候特点和物候特点，同时对人体的生理活动与病理变化也带来一定影响，因此，就要注意在不同的天时气候及时间节律条件下的治疗宜忌。一般来说，春夏季节，气候由温渐热，阳气升发，人体腠理疏松开泄，心脑血管疾病患者即使兼夹外感风寒，也不宜过用辛温发散药物，以免开泄太过，耗伤气阴；秋冬季节，气候由凉变寒，阴盛阳衰，人体腠理致密，阳气内敛，此时若非大热之证，当慎用寒凉药物，以防伤阳。正如《素问·六元正纪大论》所说："用寒远寒，用凉远凉，用温远温，用热远热，食宜同法。"暑邪致病有明显的季节性，并且暑多兼湿，故治疗心脑血管疾病暑天要注意解暑化湿；秋天气候干燥，外感秋燥，则宜辛凉润燥等。所以治疗用药必须因时制宜。

（2）因地制宜

根据不同的地域环境特点，来制定适宜的治疗原则。不同的地域，地势有高下，气候有寒热湿燥、水土性质之异。因而，在不同地域长期生活的人就具有不同的体质差异，加之其生活与工作环境、生活习惯与方式各不相同，使其生理活动与病理变化亦不尽相同，因地制宜就是考虑这些差异而实施不同的治疗。

我国西北高原地区，气候寒冷，干燥少雨。其民依山而居，经常处在风寒的环境之中，多食鲜美酥酪骨肉和牛羊乳汁，体质较壮，故外邪不易侵犯，其病多为内伤。东南地区，滨海傍水，平原沼泽较多，地势低洼，温热多雨，气候温暖潮湿。其民食鱼而嗜咸，大都皮肤色黑，肌理疏松，病多痈疡，故阳气容易外泄，脑心疾病患者易感外邪而致感冒。医生治病，同一病而治法各不相同，就是因为地势不同，而治法各有所宜。如心脑血管疾病兼外感风寒证，西北严寒地区，多用麻黄、桂枝之类辛温解表药且分量较重；东南温热地区，常用桑叶、菊花、薄荷一类辛凉解表之剂，即使外感风寒，也少用麻黄、桂枝等温性较大的解表药，而多用荆芥、防风等温性较小的药物且分量宜轻。所以治病须依地理气候的不同而因地制宜。

（3）因人制宜

不同的患者有其不同的体质特点，因此，应根据患者年龄、性别、体质、生活习惯等不同来考虑心脑血管疾病治疗的用药原则。如清·徐大椿《医学源流论》指出："天下有同此一病，而治此则效，治彼则不效，且不惟无效，而反有大害者，何也？则以病同而人异也。"

①年龄：不同年龄则生理状况和气血盈亏不同，治疗用药宜区别对待。老年人生理机能减退，气血亏虚，发病多虚证，或虚实夹杂，治疗虚证宜补，有实邪的攻邪要慎重，用药量应比青壮年较轻，中病即止。《温疫论·老少异治论》说："凡年高之人，最忌剥削。设投承气，以一当十；设用参术，十不抵一。盖老年荣卫枯涩，几微之元气易耗而难复也。不比少年气血生机甚捷，其气勃然，但得邪气一除，正气随复。所以老年慎泻，少年慎补，何况误用也。亦有年高禀厚，年少赋薄者，又当从权，勿以常论。"青壮年气血旺盛，脏腑充实，发病时由于邪正相争剧烈而多表现为实证，可侧重于攻邪泻实，药量亦可稍重；小儿生机旺盛，但气血未充，脏腑娇嫩，易寒易热，易虚易实，病情变化较快，故治忌投峻攻，少用补益，用药量宜轻。

②性别：男女性别不同，各有其生理特点，妇女有经、带、胎、产等情况，生理上以血为本，以肝为先天，若邪犯脑心，治疗用药应加以考虑。如在妊娠期，对峻下、破血、滑利、走窜伤胎或有毒药物，当禁用或慎用；产后应考虑气血亏虚及恶露情况等。男子生理上则以精气为主，以肾为先天，病理上精气易亏而有精室疾患及男性功能障碍等特有病证，如阳痿、阳强、早泄、遗精、滑精及精液异常等，宜在调肾基础上结合具体心脑血管疾病病机而治。

③体质：因先天禀赋与后天生活环境的不同，个体体质存在着差异。一方面不同体质有着不同的病邪易感性，另一方面，患病之后，由于机体的体质差异与反应性不同，病证就有寒热虚实之别或"从化"的倾向。阳盛或阴虚之体，慎用温热之剂；阳虚或阴盛之体，慎用寒凉伤阳之药。体质壮实者，攻伐之药量可稍重；体质偏弱者，则应采用补益之剂。

### 3. 综合治疗

中医对心脑血管疾病的治疗，不但有其独特的理论指导，而且经过长期的临床实践，总结出了多种多样的治疗方法。早在《黄帝内经》对针刺治疗已有记载。如《灵枢·厥病》曰："厥心痛，痛如以锥刺其心，心痛甚者，脾心痛也。取之然谷、太溪。"唐代孙思邈在《备急千金要方》中记录了艾灸、外熨疗法治疗胸痹心痛等内容。

中医心脑血管疾病的综合治疗方法涉及内容广泛，不仅有传统的中药辨证、外敷、针灸、气功、食疗、药浴、拔罐、推拿按摩，还研制了气雾剂、注射剂、口服液、片剂、颗粒剂（冲剂）等剂型，从而使患者不但服药方便，而且还适应了危急重症抢救的需要。由此，将多种治疗方法有机结合起来是今后中医心脑血管疾病治疗的发展方向。

（1）针灸疗法

针灸疗法是在经络学说等中医理论的指导下，运用针刺和艾灸等对人体一定的穴位进行刺激，以起到疏通经络、调节脏腑、行气活血的作用，从而达到扶正祛邪、治疗疾病的目的。在心脑血管疾病引起的各种神经及精神疾患的康复中具有重要的作用。

针灸能够治疗由心脑血管疾病引起的各种阴阳失调、经络血脉闭塞不通、神志昏聩或痴呆等。现代医学证明针灸通过对特定穴位或部位的刺激，可直接扩张血管，增加缺血区氧和血液的供应，并可调节血脂，改善血液流变学，加速清除自由基，从而提高机体抗氧化能力，减轻心脑血管病对脑心细胞的形态和功能的损害。针刺与早期康复的联合是心脑血管疾病早期康复较为理想的方法。灸法可改善甲皱微循环、脑心血液循环和全血黏度，因此，临床可单独应用或与针刺及其他疗法合用，如温针灸法，具有温经通络、活血化瘀、回阳固脱、预防心脑血管疾病发作等作用。

心脑血管疾病的常用针灸治疗方法如下：

毫针疗法、艾灸疗法、温针灸疗法、电针疗法、头针疗法、耳穴疗法、腕踝针疗法、手针疗法、足针疗法、面针疗法、眼针疗法、鼻针疗法、口针疗法、舌针疗法、三棱针疗法、皮肤针疗法、皮内针疗法、芒针疗法、粗针疗法、指针疗法、挑治疗法、割治疗法、穴位埋藏疗法、穴位结扎疗法、磁针疗法、腧穴激光照射疗法、红外线腧穴照射疗法、中药离子透入疗法、超声药物透入疗法、声波针疗法、超声针疗法、腧穴电兴奋疗法、共鸣火花电疗法、微波针灸疗法、火针疗法、电子冷针疗法、锋钩针疗法、穴位注射疗法等；艾灸临床可用艾炷或艾条，其中艾炷施灸有直接灸与间接灸两种，目前临床使用较多的是间接灸，又称隔物灸，姜、蒜、盐等都可充当"媒介"，将艾绒做成艾炷放在姜、蒜、附子饼等介质上再放在穴位上点燃艾炷进行治疗。艾条灸有温和灸、雀啄灸、回旋灸等。

临床治疗过程中可以根据患者的情况，采用上述针灸方法的一种或几种进行治疗，并可配合其他如推拿、功能锻炼等以加强疗效，促进心脑血管疾病引起的各种功能障碍得到恢复。

赵步长教授发明的药气针疗法，即应用步长中风健脑帽和督脉十三针及四肢六针治疗脑中风，取得总有效率91.9%的效果，即是中药与针灸综合疗法的典范。

（2）刮痧疗法

刮痧疗法有宣通气血，发汗解表，舒筋活络，调理脾胃等功能，而五脏之俞穴皆分布于背部，刮治后可使脏腑秽浊之气通达于外，促使周身气血流畅，逐邪外出。现代医学证明，本疗法首先作用于神经系统，借助神经末梢的传导以加强人体的防御机能。其次可作用于循环系统，使血液及淋巴液回流加快，循环增强，新陈代谢旺盛。另外，本疗法还有明显的退热镇痛作用。一般来说，刮痧时出痧的颜色与病情的轻重程度有关，若只是发红，则说明病情较轻，若颜色发紫，则说明病情较重。

刮痧疗法是用边缘光滑的嫩竹板、瓷器片、小汤匙、铜钱、硬币、苎麻等工具，蘸食油或清水在体表部位进行由上而下、由内向外反复刮动，用以治疗相关的疾病。郭志邃《痧胀玉衡》曰："刮痧法，背脊颈骨上下，又胸前胁肋两背肩臂痧，用铜钱蘸香油刮之。"吴尚先《理瀹骈文》载有如"阳痧腹痛，莫妙以瓷调羹蘸香油刮背，盖五脏之系，咸在于背，刮之则邪气随降，病自松解"。刮痧疗法方便易行，不良反应小，疗效亦较明显，尤其在心脑血管疾病不能及时服药或不能进行其他治疗方法时，更能发挥它的治疗效用。如头痛、高血压、失眠等病可取颈背部顺刮，先从第七颈椎起，沿着督脉由上而下刮至第五腰椎，然后从第一胸椎旁开沿肋间向外侧斜刮，如见神昏可加用眉心、太阳穴等。凡危重病症，重症心脏病、高血压、中风等应立即送医院治疗。

（3）药浴疗法

药浴属于传统中医疗法中的外治法之一，它是将水盛于器皿内，浸泡身体的某些部位或全身，利用水温本身对皮肤、经络、穴位的刺激和药物的透皮吸收，达到治疗疾病、养生保健的目的，它按照中医辨证施治的原则，根据不同的疾病，加入不同的药物进行治疗，因药物不经胃肠破坏，直接作用于皮肤，并通过透皮肤吸收进入血液，故较之内服药疗效快，舒适，不会增加肝脏负担，因此被医学界誉为"绿色疗法"，越来越受到患者的青睐。

中华药浴，古已有之。我国最早的医方《五十二病方》中就有治婴儿癫痫的药浴方。《礼记》中讲"头有疮则沐，身有疡则浴"，《黄帝内经》中有"其有邪者，渍形以为汗"的记载，可以讲，药浴的历史源远流长，奠基于秦代，发展于汉唐，充实于宋明，成熟于清代。

药浴又分为局部药浴和全身药浴两种，局部药浴多选用足部、小腿为浸泡部位，足部乃运行气血、联系脏腑、沟通内外上下经络的重要起止部位，足三阳与足三阴经均交接于此，足部有内脏及全身反射区，有 52 块骨头，60 余条肌肉，被誉为"人体的第二心脏"，而小腿的角质层较薄且血管、神经、肌肉丰富，更利于药物透皮吸收。全身药浴是浸泡和熏蒸除头颈部外全身其他部位，作用面积更大，药物利用度更高，适合用病变部位广泛的全身性疾患。

皮肤是人体最大的器官，除有抵御外邪侵袭的保护作用外，还有分泌、吸收、渗透、排泄、感觉等多种功能。药浴疗法就是利用皮肤这一生理特性，起到治疗疾病的目的，其机理不外乎局部作用和整体作用两个方面。局部作用是通过药物直接作用于肌表及肌肉、关节，改善皮肤、肌肉、关节的代谢，恢复其功能，直接针对病位、病因发挥治疗作用；整体治疗是通过药物透皮吸收进入血液，通过调整全身阴阳气血，调整脏腑功能。

现代研究表明，药浴液中的药物离子通过皮肤、黏膜的吸收、扩散、辐射等途径进入体内，避免了肝脏首过效应，增加了病灶局部有效药物的浓度，直接针对病因、病位发挥治疗作用。同时湿热刺激引起局部的血管扩张，促进局部和周身的血液循环和淋巴循环，促使新陈代谢旺盛，故局部组织营养和全身机能得以改善，使疾病向愈。

药浴疗法通过药物作用，水的温热效应以及磁疗效应，能够到达调和气血、平衡阴阳、疏通经脉、透达腠理、祛邪和中、温经散寒、祛风除湿、清热解毒、消肿散结、通络止痛等作用，对失眠、周围血管病、便秘等疾病有确切疗效。

现代研究认为药物或者其他介质的刺激作用于皮肤，通过其压力、温度、化学、痛觉等感受器，经由神经将这种冲动传到大脑皮层相应功能区域并形成一个新的兴奋灶，遗留下痕迹反射，调整了相应神经的兴奋与抑制过程，进而改变了丘脑—垂体—肾上腺皮质系统的机能状态，再通过神经、体液、内分泌的调节使机体免疫功能平衡。此外，药物透过皮肤由血管、淋巴管吸收后，达体内，可以激活机体免疫系统，而产生全身性的药物作用。

（4）推拿疗法

推拿疗法是运用各种手法作用于人体一定部位或穴位上，达到治疗目的的一种传统方法。具有扶正祛邪、健脾和胃、散寒止痛、舒筋活络、导滞消积等功效。临床最常采用滚、推、一指推、拿、按、摩、揉、捻八种手法进行心脑血管疾病的相关治疗，尤其在心脑血管疾病的早期康复上，在促进肢体功能恢复上起着不容忽视的作用。

①滚法：术者手四指并拢微屈，拇指自然略外展，以小指掌指关节背侧为吸定点，手背部第 4 ~ 5 掌骨基底部背侧接触推拿部位，以腕关节的连续外旋动作行推拿治疗。本法着力深透，多用于面积较大，肌肉丰满部位。

②推法：以手指、手掌、肘部着力于治疗部位上，做直线单方向推动。本法适用于身体各部。

③一指禅推法：用拇指指腹或指端贴于推拿部位或穴位，通过前臂摆动带动腕关节做有节律的运动。本法要求操作时使患者有透热感或传导感，运用于人体各个部位。

④拿法：用拇指指腹及食指、中指指腹或用拇指与其余四指指腹相对，捏拿推拿部位，做提起、放下的活动，动作要求和缓，用力须由轻到重。本法适用于颈项、肩背、四肢等处。

⑤按法：用拇指、掌面或肘部在推拿部位按压。根据着力部位不同，轻重不一，可分按、点、压不同手法，统称按法。此法要求用力要稳，轻重适宜。适用于人体各部位。

⑥摩法：以术者的掌面或手指指腹，贴于推拿部位，以前臂带动手掌做环形移动。此法要求动作快而有节奏，每分钟保持在 80 ~ 120 次，使肌肤深层有感应，体表无不适感。多适用于胸腹部。

⑦揉法：以术者手掌的大鱼际或掌根、拇指指腹，着力于推拿部位，以腕关节或拇指掌指关节作回旋动作，要求用力适度，缓急均匀，适用于全身各部。

⑧捻法：用拇指和食指的指腹相对捻动推拿部位。要求用力均匀，捻动灵

活、缓和。本法多适用于四肢小关节。

现代研究表明,推拿手法作用于特定的经络或神经,一方面其所产生的机械性刺激,直接在施术部位发挥促进局部组织血液循环、改善新陈代谢等局部治疗作用,另一方面将手法转换成各种不同的信息,刺激通过经络、神经或体液的传导作用,对脑心疾病患者的神经、循环、消化、内分泌、运动等系统及机体镇痛机制起到各种不同的治疗作用,因而具有调节神经系统和内脏功能、改善血液循环、促进组织修复、调节免疫功能、增强抵抗力等作用。因此,推拿手法在解除大脑的紧张和疲劳状态、改善脑动脉搏动性供血程度、治疗脑心疾病引起的神识昏聩或痴呆等病中发挥了作用。

（5）拔罐疗法

拔罐疗法是利用各种罐子,通过采用水罐、针罐、药罐、走罐、抽气罐、挤压罐法等不同方法,使其内部形成负压,吸附在体表相关穴位或部位,造成局部血管扩张和充血,从而达到扶正祛邪等治疗目的的一种传统中医外治方法,具有散寒除湿、温经通络、舒筋解痉、活血化瘀等作用,对脑心疾病引起的经络不通、肢体功能障碍有较好的治疗作用。具有操作简单、疗效显著的特点。临床可辅助用于中医脑心疾病的治疗。

现代研究表明拔罐能改善局部血液循环,促进新陈代谢,通过经络及神经、体液的传导,增强大脑皮层兴奋性,从而促进脑心功能的恢复。

综上所述,中医心脑血管疾病的治疗方法很多,对于心脑血管疾病引起的各种功能障碍,可采用早期、联合的方法,将标本同治、三因制宜等各种治疗原则相结合,紧紧抓住心脑血管疾病不同时期的特点,强调多种治疗方法的有机组合,制定有效的治疗方案,让患者早日康复。

## 二、治疗方法

中医脑心同治理论的治法是在一定治则指导下制定的针对疾病与证候的具体治疗方法,如:平肝潜阳、醒脑开窍、活血化瘀、痰瘀同治等,它可以决定选择何种治疗措施,包括药治、针灸、按摩、导引、熏洗等。

### 1. 平肝潜阳

平肝潜阳法是中医治法中正治法的一种。常用的寒者热之、热者寒之、虚者补之、实者泻之即为正治。平肝潜阳适用于肝阳上亢证的眩晕耳鸣、头目胀痛、面红目赤、急躁易怒、心悸健忘、失眠多梦、腰膝酸软、头重脚轻、舌红少苔、脉弦有力。其病机为肝阴不足，不能制阳，致使肝阳偏亢而体现出阴阳失去平衡、阳亢阴虚的病证。治疗从调整阴阳入手，平抑亢奋的肝阳，也就是所谓的潜阳，补充已损的阴质，以平抑上亢之肝阳为主要作用，常用以治疗肝阳上亢证的药物，称平肝潜阳药。常用的平肝潜阳药有天麻、石决明、钩藤、龙骨、牡蛎、龟甲等，代表复方有天麻钩藤饮、镇肝息风汤等。

平肝潜阳药均具有平肝潜阳功效，主治肝阳上亢证。有的平肝潜阳药兼有宁心安神，明目等作用，可分别主治心神不宁、心悸、失眠及肝热所致的目赤肿痛等。现代医学心脑血管疾病的高血压、眩晕等属于肝阳上亢证的部分患者可表现出上述症状。本类药的应用当考虑到其病本为肝肾阴虚，故常须与滋养肝肾之阴的药物配伍，益阴以制阳。肝阳化风，导致肝风内动者，当与息风止痉药配伍。若肝火亢盛，烦躁易怒者，宜与清泻肝火之品配伍；肝阳上亢，内扰心神而兼心神不宁者，又常与宁心安神药配伍。

平肝潜阳法常用于治疗脑梗和心梗的基础疾病高血压，中医对高血压的病因病机分为肝气郁结、肝阳上亢、肝风内动、肝火上炎四个阶段，并有由浅入深，由轻到重的发展趋势。其治疗则根据不同阶段选用不同方药，肝气郁结期治以疏肝理气，选用代表方剂柴胡疏肝散、逍遥散；肝阳上亢期治以平肝潜阳，选用代表方剂天麻钩藤饮；肝风内动期治以镇肝息风，选用代表方剂镇肝息风汤；肝火上炎期治以清肝息火，选用代表方剂清肝息火汤。其中夹湿、夹痰者，再佐以化湿、祛痰之品，每收奇效。

### 2. 醒脑开窍

醒脑开窍法适用于邪气壅盛、痰浊蒙蔽清窍所致的窍闭神昏证，包括热陷心包、神昏谵语、惊风、癫痫、中风等，用于治疗抢救多种危重疾病。具有开窍醒神作用的药物称为开窍药，开窍药具有辛香走窜之性，以开窍醒神为主要作用，故称"芳香开窍"。常用的开窍药有麝香、石菖蒲、冰片、苏合香；代表复方有安宫牛黄丸、紫雪丹、至宝丸、丹红注射液、醒脑静注射液、清开灵注射液、步长脑心通胶囊等。该类药对中枢神经系统、循环系统、脑细胞的超微结构等方面有着确切的药理作用，能改善脑功能、减轻脑水肿和脑损害。其药代动力学特征是："芳香走窜"——吸收快、分布快而广泛、消除迅速，在脑内有较高的分布浓度且停留时间长；"开窍"——该类药的有效成分主要为脂溶性强、分子量极小的挥发性成分，易透过血脑屏障进入脑组织；"醒神护脑"——其对中枢神经系统的主要药理作用表现为镇静安神与醒脑护脑的双向调节作用，在脑内发挥药效，减轻脑损伤；"引药上行"——引药上行作用表现为除了本身能进入脑组织发挥作用之外，还可促进其他药物透过血脑屏障，以更快更好地发挥药效。

安宫牛黄丸、紫雪丹、至宝丹，中医称"开窍三宝"，共同具有开窍镇痉、安神定志、清热解毒之功效，治疗窍闭神昏证。但三者功效各有侧重，开窍镇痉之力，至宝丹最强，紫雪丹次之，安宫牛黄丸更次之；清热开窍之力，安宫牛黄丸最强，紫雪丹次之，至宝丹更次之。清开灵注射液即由安宫牛黄丸衍化而成。

苏合香丸用于脑梗心梗神昏而属阴闭者，今用冠心苏合丸、麝香保心丸、速效救心丸、苏冰滴丸等，无不脱胎于苏合香丸。

### 3. 活血化瘀

活血化瘀法具有通畅血脉、消散瘀滞等作用。凡具有和血、活血、散血、行血、破血、逐瘀血、去恶血作用的药物均属于活血化瘀药范围。因血液运行于周身，全身各脏腑器官组织都可因瘀血而发生病变，所以活血化瘀法的适应证很广泛。如瘀阻于心所致的胸闷心痛、口唇青紫；瘀阻于脉络所致的半身不遂等。常用川芎、桃仁、红花、赤芍、丹参、蒲黄、乳香、没药等药物组成方剂，代表复方有桃仁承气汤、血府逐瘀汤、复元活血汤等。中药活血化瘀是一种综合调理作用，可调整脏腑功能，疏通血脉，消除疼痛，使病变部位恢复正常。

活血化瘀药物可分为三类，和血类药：当归、牡丹皮、丹参、生地黄、赤芍、鸡血藤；活血类药：川芎、蒲黄、红花、刘寄奴、五灵脂、郁金、三七、穿山甲（代）、大黄、姜黄、益母草、泽兰、苏木、牛膝、延胡索、鬼箭羽、乳香、没药、王不留行、凌霄花；破血类药：水蛭、虻虫、莪术、血竭、桃仁、干漆、三棱、土鳖虫（翁维良）。临床应用常依据临床表现选用一类或两类、三类联合用药。步长脑心通胶囊中的活血化瘀药则选用三类，和血类药取当归、丹参、赤芍、鸡血藤；活血类药取川芎、红花、桃仁、乳香、没药；破血类药取水蛭、地龙、全蝎。步长丹参注射液中选用和血药丹参及活血药红花。此三者或二者组合有协同作用，增加活血化瘀之力，共奏化瘀血、通梗塞、增供血之功。

现代研究证明常用活血化瘀药物有如下作用：①抗血栓形成；②溶血栓；③改变血栓结构、降低纤维蛋白血栓稳定性；④抗心肌缺血及坏死。现代研究还证明活血化瘀方药的新的治疗作用，如调节心肌代谢、改善心血管功能、抗心肌缺血、抗高脂血症及动脉硬化、抗血栓、抗血小板聚集及分子、受体、基因等方面的调控功能；研究证明活血化瘀作用主要在于"活其血脉"，即改善心脑血管功能、血液物理化学性状、血小板及凝血系统功能、微循环等生理功能；"化其瘀滞"即抗心肌缺血、脑缺血，抑制血小板聚集，抗凝、抗血栓形成等病理状态，并具有改善细胞、胶原组织和脂质代谢，抑制平滑肌细胞和纤维组织增生等广泛作用；研究证明活血化瘀方药通过改善心脑及周围血管功能，改善冠状动脉循环，改善血液理化性状等，达到抗心肌缺血、抗脑缺血、抗动脉硬化及血栓栓塞等功效。目前，该治法已广泛用于中医内、外、妇、皮肤等科，涉及现代医学呼吸、消化、循环、泌尿、内分泌、血液、运动、感觉等系统，包括冠心病、心绞痛、阻塞性脑血管病等疾病。

### 4. 痰瘀同治

痰瘀同治法是为痰瘀同病而设的主要治疗方法。痰由津液凝聚，瘀为血行不畅或离经之血内停，二者分别为津液和血的病理性改变。痰和瘀既是病理产物，同时又是致病因素。它们在病理上的相互影响与其致病特点密切相关。痰之为病，随气流行于脏腑经络，颠顶四末，全身上下，无处不到，因此，痰邪致病相当广泛，加之痰性黏滞，极易阻碍血行，久则血行不畅，痰瘀互结，形成痰瘀同病。如《医述》语："若素有郁痰，后因血滞，与痰相聚，名曰痰夹瘀血。"痰阻气机，影响血行，因痰致瘀，痰瘀同病，若瘀血内存，气机受阻，升降失调，必然影响津液输布排泄障碍，导致痰浊内生。如《灵枢·百病始生》云："卒然外中于寒，若内伤于忧怒，则气上逆，气上逆则六输不通，湿气不行，凝血蕴里而不散，津液涩渗，著而不去，而积皆成矣。"

痰瘀同病同源，互为因果，互相转化，相辅相成，故痰瘀可同病同治。具体应用痰瘀同治时，治以扶正为主兼以祛邪，或祛邪为主兼以扶正，或扶正祛邪并进，方能获效。不论侧重扶正为主，或侧重祛邪为主，均要掌握扶正补而勿滞，祛邪攻而勿伐的方法。若痰结较重，当以祛痰为主；若血瘀较重，当以活血祛瘀为主；若痰结和血瘀并重，则当以化痰祛瘀并施，使痰瘀分消。化痰祛瘀要抓住宣通气机的治则，因为气行水行，气行则血行，治气即是治水，治气血脉易畅，可起到一箭双雕的作用。所以血中气药、气中血药的选用也显得尤为重要。在祛痰化瘀的同时还要选用化瘀散结，散结分消药，使之相济。痰瘀为病具有黏滞、凝涩、脉道不利的特点。其病位广，病情复杂，变化多，临床上疑难重症常见，如心脑血管疾病，包括出血性及缺血性脑中风急性期和后遗症期、血管性痴呆、冠心病、心律失常、高血压、动脉硬化症等；精神情志疾病包括癫痫、脑瘫、脑炎及各种脑病、睡眠障碍等；代谢性疾病如高脂血症，高黏血症等疾病。

痰瘀同治法则的应用，应视临床表现痰病夹瘀或瘀血夹痰之主次，化痰和化瘀应有侧重之分。随着近代血瘀证的研究，发现中医痰病都伴有程度轻重不同的血瘀证，"若素有郁痰，后因血滞，与痰相聚，名曰痰夹瘀血"，治宜消痰佐以活血化瘀之品，往往收效甚捷；瘀血既久，化为痰水，由瘀血而生痰，治宜活血化瘀佐以化痰之品，亦收效甚著。

# 第五章 "供血不足乃万病之源"学说

赵步长教授潜心研究心脑血管疾病的中医治疗，吸取古今医学之精华，在中医学及现代医学"脑心相通"理论的基础上，结合现代人特点，从宏观准确性出发，至微观精确性入手，在20世纪90年代创新性地提出了心、脑血管疾病治疗的新理论体系——"脑心同治"理论，并历经20余年的发展与完善，是目前心脑血管疾病中医整体观思维的创新思想体系，"脑心同治"理论认为心血管疾病和脑血管疾病有着紧密的联系，脑心同治是联合防止心脑血管疾病的必然之路。

中医脑心同治论的共同病理基础可以概括为"气""血""瘀""痰"。气是人体组织、器官、脏腑正常生理活动的总称。血是人体的营养物质，沿脉管循行全身，外达皮肉筋骨，内至脏腑，为全身各组织、器官、脏腑提供营养物质，以维持人体正常的生理活动。气血充沛则脏腑的功能活动才能得以正常运行。若气虚无力推动血液运行，血液流速减缓，随之血流量减少，脑心的供血亦相继减少，脑心不能维持正常的生理活动，临床势必出现脑心疾病。

脑心同治理论中的脑心疾病系指中风、胸痹等，即西医学的心脑血管缺血性疾病，其中以脑梗死、心肌梗死、冠心病为代表。中风其病因病机学在秦汉隋唐宋时期以"外风论"占主导地位；金元时期抛弃"外风论"，创立"内风论"；明代张景岳在批驳"外风论"和"内风论的"基础上创立了"非风论"，欲去"中风"二字，拟名"非风"。清代王清任创立"气虚血瘀论"，认为"人过半百，元气已虚，气虚无力推动血行，使瘀血偏滞于体，乃罹患偏瘫"，又曰"元气既虚，必不能达于血管，血管无气，必停留而瘀"。清末民初时期，又出现了"肝阳上亢论"，认为脑中风系肝阳上亢、肝风内动、气血逆上所致。心病的病因病机相对脑病而言，创新立说很少。但脑心疾病共同的发病机理是：气虚不能鼓动血行，血流缓慢渐至血瘀，瘀血留滞脉络，脉络阻塞，供血减少，脑心失养则心脑受病。

由此可见，脑心同治理论中脑心同病的病因为脑心"供血不足"，"供血不足乃万病之源"学说与脑心同治理论在这方面有着相同的含义。但是前者并不只局限于心脑疾病，还包含其他很多脏腑疾病，范畴广泛；而后者除了病因病机，还有治则治法等。它们既有相同之处又有区别。

# 第一节 "供血不足乃万病之源"学说概述

## 一、西医范畴的"血"

### 1. 概述

"血"是"血液"简称。人或高等动物体内循环系统中的液体组织，暗赤或鲜红色，有腥气，由血浆（约占 55%）、血细胞（又称血球，约占 45%，由红细胞、白细胞、血小板组成）构成，是水、糖、脂肪、蛋白质、钾盐和钙盐的混合物，对维持生命起重要作用。人体各器官的生理和病理变化，往往会引起血液成分的改变，故患病后常常要通过验血来诊断疾病。

人体内的血液量是体重的 7% ~ 8%，如体重 60kg，则血液量为 4200 ~ 4800mL。各种原因引起的血管破裂都可导致出血，如果失血量较少，不超过总血量的 10%，则通过身体的自我调节，可以很快恢复；如果失血量较大，达总血量的 20% 时，则出现脉搏加快，血压下降等症状；如果在短时间内丧失的血液达全身血液的 30% 或更多，就可能危及生命。

血液分动脉血和静脉血。动脉血为体循环（大循环）的动脉中流动的血液，以及在肺循环（小循环）中从肺回到左心房的肺静脉中的血液。动脉血含氧较多，含二氧化碳较少，呈鲜红色。静脉血一般指体循环（大循环）中静脉中流动的血液，以及在肺循环（小循环）中右心室到肺动脉中的血液。静脉血中含较多的二氧化碳，氧含量较低，呈暗红色。

### 2. 血液成分

血液由血浆和血细胞组成。

（1）血浆

血浆相当于结缔组织的细胞间质，为浅黄色半透明液体，其中除含有大量水分以外，还有无机盐、纤维蛋白原、白蛋白、球蛋白、酶、激素、各种营养物质、代谢产物等。这些物质无一定的形态，但具有重要的生理功能。

1L血浆中含有900 ~ 910g水（90% ~ 91%）、65 ~ 85g蛋白质（6.5% ~ 8.5%）和20g低分子物质（2%）。低分子物质中有多种电解质和小分子有机化合物，如代谢产物和其他某些激素等。血浆中电解质含量与组织液基本相同。

（2）血细胞

在机体的生命过程中，血细胞不断地新陈代谢。红细胞的平均寿命约120天，白细胞和血小板的生存期限一般不超过10天。淋巴细胞的生存期长短不等，从几个小时直到几年。

血细胞及血小板的产生来自造血器官，红血细胞、有粒白血细胞及血小板由红骨髓产生，无粒白血细胞则由淋巴结和脾脏产生。血细胞分为三类：红细胞、白细胞、血小板。

### 3. 血液循环

心脏节律性的搏动推动血液在心血管系统中按一定方向循环往复地流动。血液循环是英国哈维根据大量的实验、观察和逻辑推理于1628年提出的科学概念。然而限于当时的条件，他并不完全了解血液是如何由动脉流向静脉的。1661年意大利马尔庇基在显微镜下发现了动、静脉之间的毛细血管，从而完全证明了哈维的正确推断。动物在进化过程中，血液循环的形式是多样的。循环系统的组成有开放式和封闭式；循环的途径有单循环和双循环。人类血液循环是封闭式的，由体循环和肺循环两条途径构成的双循环。血液由左心室射出经主动脉及其各级分支流到全身的毛细血管，在此与组织液进行物质交换，供给组织细胞氧和营养物质，运走二氧化碳和代谢产物，动脉血变为静脉血；再经各级静脉汇合成上、下腔静脉流回右心房，这一循环为体循环。血液由右心室射出经肺动脉流到肺毛细血管，在此与肺泡气进行气体交换，吸收氧并排出二氧化碳，静脉血变为动脉血；然后经肺静脉流回左心房，这一循环为肺循环。

### 4. 血液功能

血液在人体生命活动中主要具有四方面的功能：

（1）运输

运输是血液的基本功能，自肺吸入的氧气及由消化道吸收的营养物质，都依靠血液运输才能到达全身各组织。同时组织代谢产生的二氧化碳与其他废物也赖血液运输到肺、肾等处排泄，从而保证身体正常代谢的进行。血液的运输功能主要是靠红细胞来完成的。贫血时，红细胞的数量减少或质量下降，从而不同程度地影响了血液这一运输功能，出现一系列的病理变化。

（2）参与体液调节

激素分泌直接进入血液，依靠血液输送到达相应的靶器官，使其发挥一定的生理作用。可见，血液是体液性调节的联系媒介。此外，如酶、维生素等物质也是依靠血液传递才能发挥对代谢的调节作用的。

（3）保持内环境稳态

由于血液不断循环及其与各部分体液之间广泛沟通，故对体内水和电解质的平衡、酸碱度平衡及体温的恒定等都起决定性的作用。

（4）防御功能

机体具有防御或消除伤害性刺激的能力，涉及多方面，血液体现其中免疫和止血等功能。例如，血液中的白细胞能吞噬并分解外来的微生物和体内衰老、死亡的组织细胞，有的则为免疫细胞，血浆中的抗体如抗毒素、溶菌素等均能防御或消灭入侵机体的细菌和毒素。上述防御功能也即指血液的免疫防御功能，主要靠白细胞实现。此外，血液凝固对血管损伤起防御作用。

## 5. 血液病

血液病指原发或主要累及血液和造血器官的疾病。按国际疾病分类（ICD）命名血液病系统疾病，将血液病分为红细胞疾病、白细胞疾病和出血性疾病三大类：

（1）红细胞疾病

缺铁性贫血、营养性巨幼细胞性贫血、6-磷酸葡萄糖脱氢酶缺乏性溶血性贫血、自身免疫溶血性贫血、地中海贫血、再生障碍性贫血、阵发性睡眠血红蛋白尿、失血性贫血、红细胞增多症。

（2）白细胞疾病

白细胞减少症、骨髓增生异常综合征、白血病、恶性淋巴瘤、传染性单核细胞增多症、传染性淋巴细胞增多症、嗜酸细胞增多症、多发性骨髓瘤、恶性组织细胞病、脾功能亢进症、骨髓纤维化。

（3）出血性疾病

过敏性紫癜、原发性血小板减少性紫癜、原发性血小板增多症、血友病、遗传性血小板无力症、播散性血管内凝血。

## 二、中医范畴的"血"

### 1. 血的基本概念

血，即血液，是循行于脉中的富有营养的红色的液态物质，是构成人体和维持人体生命活动的基本物质之一。血主于心，藏于肝，统于脾，布于肺，根于肾，有规律地循行脉管之中，在脉内营运不息，充分发挥灌溉一身的生理效应。

脉是血液循行的管道，又称"血府"。在某些因素的作用下，血液不能在脉内循行而溢出脉外时，称为出血，即"离经之血"。由于离经之血离开了脉道，失去了其发挥作用的条件，所以，就丧失了血的生理功能。

### 2. 血的生成

（1）血液化生的物质基础

①水谷精微：是血液的最基本组成物质。《灵枢·决气》曰："中焦受气取汁，变化而赤，是谓血。"《校注妇人良方·调经门》载："血者水谷之精气也……故虽心主血，肝藏血，亦皆统摄于脾，补脾和胃，血自生矣。"由脾胃化生的水谷精微是血液生成的最基本物质，所以有脾胃为"气血生化之源"的说法。饮食营养的优劣，脾胃运化功能的强弱，直接影响着血液的化生。《医门法律·虚劳论》曰："盖饮食多自能生血，饮食少则血不生。"因此，长期饮食营养摄入不足，或脾胃的运化功能长期失调，均可导致血液的生成不足而形成血虚的病理变化。

②营气：是血液的组成部分。是血脉中的具有营养作用的气。《读医随笔·气血精神论》："夫生血之气，营气也。营盛即血盛，营衰即血衰，相依为命，不可分离也。""营气者，出于脾胃，以濡筋骨、肌肉、皮肤，充满推移于血脉之中而不动者也。"营气主要由脾胃中水谷精气所化生，行于脉中，成

为血液的组成部分，而营运周身，发挥其营养作用。故《妇人良方·调经门》载："荣者水谷之精，和调于五脏，洒陈于六腑，乃能人于脉也。源源而来，化生于脾，总统于心，藏受于肝，宣布于肺，施泄于肾，灌溉一身。目得之而能视，耳得之而能听，手得之而能握，足得之而能步，脏得之而能液，腑得之而能气。注入于脉，少则涩，充则实，常以饮食滋养，则阳生阴长，变化而为血。"由于营气行于脉中，而又能化生血液，故常常"营血"并称。

③精髓：《景岳全书·血证》："血即精之属也。"《侣山堂类辨·辨血》："肾为水脏，主藏精而化血。"《诸病源候论·虚劳病诸候下》："肾藏精，精者，血之所成也。"由上观之，精髓也是化生血液的基本物质。

④津液：《灵枢》载："营气者，泌其津液，注之于脉，化以为血。""中焦出气如露，上注溪谷，而渗孙脉，津液和调，变化而赤为血。"津液可以化生为血，不断补充血液量，以使血液满盈。《读医随笔·气血精神论》曰："津亦水谷所化，其浊者为血，清者为津，以润脏腑、肌肉、脉络，使气血得以周行通利而不滞者此也。凡气血中，不可无此，无此则槁涩不行矣"。所以，血液的盈亏与津液有密切关系。

综上所述，水谷精微、营气、津液、精髓均为生成血液的物质基础。但津液和营气都来自于饮食物经脾和胃的消化吸收而生成的水谷精微。所以，就物质来源而言，水谷精微和精髓则是血液生成的主要物质基础。

（2）血液生成与脏腑的关系

①心：心主血脉，一则行血以输送营养物质，使全身各脏腑获得充足的营养，维持其正常的功能活动，从而也促进血液的生成；二则水谷精微通过脾的转输升清作用，上输于心肺，在肺吐故纳新之后，复注于心脉化赤而变成新鲜血液，所以说："血乃中焦之汁，流溢于中以为精，奉心化赤而为血。""奉心化赤而为血"是说心也参与血液的生成。《医碥·血》曰："血为心火之化，以其为心火所成……故经谓心生血，又云血属于心。"

②肺：肺主一身之气，参与宗气之生成和运行。气能生血，气旺则生血功能亦强，气虚则生血功能亦弱。气虚不能生血，常可导致血液衰少。肺通过主一身之气的作用，使脏腑之功能旺盛，从而促进了血液的生成。肺在血液生成中的作用，主要是通过肺朝百脉、主治节的作用而实现的。《灵枢·营卫生会》论："中焦亦并胃中，出上焦之后，此所受气者，泌糟粕，蒸津液，化其精微，

上注于肺脉，乃化而为血。"脾胃消化吸收的水谷精微，化生为营气和津液等营养物质，通过经脉而汇聚于肺，赖肺的呼吸，在肺内进行气体交换之后方化而为血。

③脾：脾为后天之本，气血生化之源。脾胃所化生的水谷精微是化生血液的最基本物质。《景岳全书·传忠录·藏象别论》云："血者水谷之精也。源源而来，而实生化于脾。"《医碥·血》载："胃中水谷之清气，借脾之运化成血，故曰生化于脾。"若中焦脾胃虚弱，不能运化水谷精微，化源不足，往往导致血虚。可见，中医学已认识到血液与营养物质的关系，也已认识到脾是一个造血器官。

④肝：肝主疏泄而藏血。肝脏是一个贮血器官。因精血同源，肝血充足，故肾亦有所藏，精有所资，精充则血足。另外，肝脏也是一个造血器官，所以《素问·六节藏象论》云："肝……其充在筋，以生血气。"

⑤肾：肾藏精，精生髓。精髓也是化生血液的基本物质，故有血之源头在于肾之说。中医不仅认识到骨髓是造血器官，肾对血液的生成有调节作用，而且也认识到肾精是通过肝脏的作用而生成血液的，所以《张氏医通·诸血门》说："血之与气，异名同类，虽有阴阳清浊之分，总由水谷精微所化。其始也混然一区，未分清浊，得脾气之鼓运，如雾上蒸于肺而为气；气不耗，归精于肾而为精；精不泄，归精于肝而化清血。"

综上所述，血液是以水谷精微和精髓为主要物质基础，在脾胃、心肺、肝肾等脏腑的共同作用下而生成的。故临床上常用补养心血、补益心脾、滋养肝血和补肾益髓等法以治血虚之候。

### 3. 血的循行

（1）血液循行的方向

脉为血之府，脉管是一个相对密闭，如环无端，自我衔接的管道系统。血液在脉管中运行不息，流布于全身，环周不休，以营养人体的周身内外上下。血液循行的方式为"阴阳相贯，如环无端""营周不休"。故《灵枢·营卫生会》曰："营在脉中，卫在脉外，营周不休，五十而复大会，阴阳相贯，如环无端。"

李中梓在《医宗必读·新著四言脉诀》则更明确指出："脉者血脉也，血脉之中气道行焉。五脏六腑以及奇经，各有经脉，气血流行，周而复始，循环无端，百骸之间，莫不贯通。"

《素问·经脉别论》中记载了血液循行的具体方向是："食气入胃，散精于肝……食气入胃，浊气归心，淫精于脉，脉气流经，经气归于肺，肺朝百脉，输精于皮毛。毛脉合精，行气于府。府精神明，留于四脏，气归于权衡。"《素灵微蕴》论述："……此雾气由脏而经，由经而络，由络而播宣皮腠，熏肤充血泽毛……阴性亲内，自皮而络，自络而经，自经而归趋脏腑。"这段论述说明了水谷精气的走行方向，并明确地指出了水谷精气是进入血液循环的。故从中可以了解血液离心性和向心性的具体循行方向。这个方向虽与现代生理学对血液循环的认识有所不同，但已明确提出了心、肺和脉构成了血液的循环系统。

（2）血液运行的机制

血液正常循行必须具备两个条件：一是脉管系统的完整性，二是全身各脏腑发挥正常生理功能，特别是与心、肺、肝、脾四脏的关系尤为密切。

①心主血脉：《医学入门·脏腑》云："人心动，则血行诸经。"心为血液循行的动力，脉是血液循行的通路，血在心的推动下循行于脉管之中。心脏、脉管和血液构成了一个相对独立的系统。心主血脉，心气是维持心的正常搏动，从而推动血液循环的根本动力。全身的血液，依赖心气的推动，通过经脉而输送到全身，发挥其濡养作用。心气充沛与否，心脏的搏动是否正常，在血液循环中起着十分关键的作用。

②肺朝百脉：心脏的搏动是血液运行的基本动力，而血非气不运，血的运行，又依赖气的推动，随着气的升降而运至全身。肺司呼吸而主一身之气，调节着全身的气机，辅助心脏，推动和调节血液的运行。

《医易一理》论述："肺主气，心主血。肺之呼吸以行脏腑之气，心因之一舒一缩，以行经络之血。肺金清肃，其气下行，肾则纳之，归于中宫，助真火，蒸饮食，化精微，以为生元气之根本。呼吸由此而起，声音由此而出，人之强弱寿夭，悉本于此。心脏舒出紫血之浊气，缩入赤血之清气。赤血即受肺吸入清气，生气由心运行血脉管，滋养周身之精血也；紫血即受脏腑经脉浊气，毒气改变之血，由回血管复运行肺内，待呼出浊气，得吸入之清气，则紫血复变为赤血，仍流布周身之内，以养身命。人身之血脉运行，周而复始也"。

③脾主统血：五脏六腑之血全赖脾气统摄，脾之所以统血，与脾为气血生化之源密切相关。脾气健旺，气血旺盛，则气之固摄作用也就健全，而血液就不会溢出脉外，以致引起各种出血。

④肝主藏血：肝具有贮藏血液和调节血流量的功能。根据人体动静的不同情况，调节脉管中的血液流量，使脉中循环血液维持在一个恒定水平上。此外，肝的疏泄功能能调畅气机，一方面保障着肝本身的藏血功能，另一方面对血液的通畅循行也起着一定的作用。

从上文可以看出，血液的正常循行需要两种力量：推动力和固摄力。推动力是血液循环的动力，具体体现在心主血脉、肺助心行血及肝的疏泄功能方面。另一方面是固摄的力量，它是保障血液不致外溢的因素，具体体现在脾统血和肝藏血的功能方面。这两种力量的协调平衡维持着血液的正常循行。若推动力量不足，则可出现血液流速缓慢、滞涩，甚者血瘀等改变；若固摄力量不足，则可导致血液外溢，出现出血证。综上所述，血液循行是在心、肺、肝、脾等脏腑相互配合下进行的。因此，其中任何一个脏腑生理功能失调，都会引起血行失常。

中医学认为，血液的生理与心、肺、脾、肝、肾皆有密切关系。故《景岳全书·血证》曰："血……盖其源源而来，生化于脾，总统于心，藏受于肝，宣布于肺，施泄于肾，灌溉一身，无所不及。"所以临床上治疗血液疾患也是从整体入手的。

血行失常不外出血和血瘀两端。治疗出血，不重在止血而重在分清出血的原因和性质。诸如清热止血、益气止血、平肝止血、清肺止血、祛瘀止血等。血瘀则行血，总以活血祛瘀为要。无论活血或祛瘀，多在和血基础上进行，一般不宜猛峻，如欲逐瘀，常与攻下法同用，如理气活血、温经活络、攻逐瘀血等。

### 4. 血的生理功能

（1）营养滋润全身

血的营养作用是由其组成成分所决定的。血循行于脉内，是其发挥营养作用的前提。血沿脉管循行于全身，为全身各脏腑组织的功能活动提供营养。《难经·二十二难》将血的这一作用概括为"血主濡之"。全身各部（内脏、五官、九窍、四肢、百骸）无一不是在血的濡养作用下而发挥功能的。如鼻能嗅，眼能视，耳能听，喉能发音，手能摄物等都是在血的濡养作用下完成的。所以，《金匮钩玄·血属阴难成易亏论》中云："血，目得之而能视，耳得之而能听，手得之而能摄，掌得之而能握，足得之而能步，脏得之而能液，腑得之而能气。是以出入升降，濡润宣通者，由此使然也。"

血的濡养作用可以从面色、肌肉、皮肤、毛发等方面反映出来。血的濡养作用正常，则面色红润，肌肉丰满壮实，肌肤和毛发光滑等。当血的濡养作用减弱时，除脏腑功能低下外，还可见到面色不华或萎黄，肌肤干燥，肢体或肢端麻木，运动不灵活等临床表现。

《景岳全书·血证》曰："故凡为七窍之灵，为四肢之用，为筋骨之和柔，为肌肉之丰盛，以至滋脏腑，安神魂，润颜色，充营卫，津液得以通行，二阴得以调畅，凡形质之所在，无非血之用也。"

（2）神志活动的物质基础

血的这一作用是古人通过大量的临床观察而认识到的：无论何种原因形成的血虚或运行失常，均可以出现不同程度的神志方面的症状。心血虚、肝血虚，常有惊悸、失眠、多梦等神志不安的表现，失血甚者还可出现烦躁、恍惚、癫狂、昏迷等神志失常的改变。可见血液与神志活动有着密切关系，如《灵枢·营卫生会》所载："血者，神气也。"

### 5. 气与血的关系

气属阳，主动，主煦之；血属阴，主静，主濡之。这是气与血在属性和生理功能上的区别。但两者都源于脾胃化生的水谷精微和肾中精气，在生成、输布（运行）等方面关系密切，故《难经本义》曰："气中有血，血中有气，气与血不可须臾相离，乃阴阳互根，自然之理也。"《医学真传·气血》论："人之一身，皆气血之所循行，气非血不和，血非气不运，故曰：气主煦之，血主濡之。"这种关系可概括为"气为血之帅""血为气之母"。

（1）气对血的作用

气为血之帅，包含着三方面的意义：气能生血，气能行血，气能摄血。

①气能生血：是指气的运动变化是血液生成的动力。从摄入的饮食物转化成水谷精微，从水谷精微转化成营气和津液，从营气和津液转化成赤色的血，

其中每一个转化过程都离不开气的运动变化，而气的运动变化又是通过脏腑的功能活动表现出来的。气的运动变化能力旺盛，则脏腑的功能活动旺盛，化生血液的功能亦强；气的运动变化能力减弱，则脏腑功能活动衰退，化生血液的功能亦弱。气旺则血充，气虚则血少。故在临床治疗血虚疾患时，常配合补气药，就是补益生血的动力。

②气能行血：气能行血指气的推动作用是血液循行的动力。气一方面可以直接推动血行，如宗气，另一方面又可促进脏腑的功能活动，通过脏腑的功能活动推动血液运行。"运血者即是气"，"气行乃血流"。气生成于血中而固护于血外，气为血之帅，血在脉中流行，实赖于气之率领和推动。故气之正常运动，对保证血液的运行有着重要意义。总之，气行则血行，气止则血止，气有一息之不运，则血有一息之不行。所以临床上治疗血行失常，常以调气为上，调血次之。如气虚不能行血则面色㿠白，补气行血则面色润泽；气滞则血瘀，妇女月经闭止，行气活血则经通。

③气能摄血：气能摄血即气对血的统摄作用。气的固摄作用使血液正常循行于脉管之中而不溢于脉外。《血证论·脏腑病机论》云："人身之生，总之以气统血"，"血之运行上下，全赖乎脾。"《张聿青医案》亦载："血所以丽气，气所以统血。非血之足以丽气也，营血所到之处，则气无不丽焉；非气不足以统血也，卫气所到之处，则血无不统焉。气为血帅故也。"气摄血，实际上是脾统血的作用。"诸血皆统于脾"，脾为气血运行上下之总枢，其气上输心肺，下达肝肾，外灌溉四旁，充溢肌肤，所谓居中央而畅四方，血即随之运行不息。若脾虚不能统血，则血无所主，因而脱陷妄行。气不摄血则可见出血之候，故治疗时，必须用补气摄血之法，方能达到止血的目的。如临床上每见血脱之危候，治本"血脱者固气"之法，用大剂独参汤补气摄血而气充血止。

（2）血对气的作用

血为气之母，即气在生成和运行中始终离不开血。

血为气母的含义有二：其一，血能生气。气存血中，血不断地为气的生成和功能活动提供水谷精微。水谷精微是全身之气生成和维持生理功能的主要物质基础，而水谷精微又赖血以运之，为脏腑的功能活动不断地供给营养，使气的生成与运行正常地进行。所以血盛则气旺，血衰则气少。其二，血能载气。《血证论·阴阳水火气血论》曰："守气者即是血"，"载气者，血也"。气存于血中，赖血之运载而达全身。血为气之守，气必依附于血而静谧。故《医论三十篇》载："气阳而血阴，血不独生，赖气以生之；气无所附，赖血以附之。"否则，血不载气，则气将飘浮不定，无所归附。故气不得血，则散而无所附。所以在临床上，每见大出血之时，气亦随之而涣散，形成气随血脱之候。

综上所述，气与血，一阴一阳，互相维系，不可分割。《不居集》载："一身气血，不能相离，气中有血，血中有气，气血相依，循环不已。"

## 三、"供血不足乃万病之源"学说

中医基础理论论述，血的生成与心、肺、脾、肝、肾密切相关，血的循行赖心、肺、脾、肝的共同作用；同时血的营养滋润作用又为全身各个脏腑组织的功能活动提供了物质基础，可见，血在人体中充当了一个十分重要的角色，占有着至关重要的地位。若血液减少、供应不足则必然导致全身脏器的功能障碍，引发各种疾病。

### 1. 供血不足与血虚

供血不足，是指血液不足，濡养功能减退的一种病理变化，中医属"血虚"范畴。其形成的原因：一是失血过多，如吐血、衄血、月经过多，外伤出血等使体内血液大量丧失，而新血又不能及时生成和补充；二是血液生化不足，脾胃为气血生化之源，脾胃虚弱，化源不足，导致生成血液的物质减少，或化生血液的功能减弱；三是久病不愈，慢性消耗等因素而致营血暗耗；四是瘀血阻滞，瘀血不去则新血不生等，最终导致全身血虚。

血是维持人体生命活动的重要物质之一，对人体具有营养作用。因此，血液亏虚不能营养脏腑组织，必然导致全身或局部失于营养，生理功能逐渐减退等病理变化。其临床表现以眩晕，面色不华，唇、舌、爪甲淡白无华为重要特征。由于心主血，肝藏血，脾为气血生化之源，肾精能化血，所以血虚多与心、肝、脾、肾等脏功能失调关系密切。血虚与阴虚同属阴血不足，但血虚是虚而无热象，而阴虚是虚而有热象。两者在病机上既有联系又有区别。

### 2. 血虚产生的原因

（1）气虚

气为血之帅，血为气之母，气血之间有着密切的联系。若气虚则血液生化乏源，则血液生成减少，气虚则无力推动血液运行，血液运行受阻；气虚无法固摄血液，血液离经叛道。气虚必然导致血虚。周学海曾说："所谓气生血者……人身有一种气，其性情功力能鼓动人身之血，由一丝一缕化至十百千万，气之力止而后血之数止焉。常见人之少气者，及因病伤气者，面色络色必淡，未尝有失血之症也，以其气力已怯，不能鼓化血汁耳。此一种气，即荣气也，发源于心，取资于脾胃，故曰心生血，脾统血，非心脾之体能生血统血也，以其藏气之化力能如此也。"

（2）失血

失血亦称为血证，是指由多种原因引起火热熏灼或气虚不摄，致使血液不循常道，或上溢于口鼻诸窍，或下泄于前后二阴，或渗出于肌肤所形成的疾患，统称为血证。也就是说，非生理性的出血性疾患，称为血证。

早在《黄帝内经》中即对血的生理及病理有较深入的认识。有关篇章对血溢、血泄、衄血、咳血、呕血、溺血、便血等病证作了记载，并对引起出血的原因及部分血证的预后有所论述。

《金匮要略·惊悸吐衄下血胸满瘀血病脉证治》最早记载了泻心汤、柏叶汤、黄土汤等治疗吐血、便血的方剂，沿用至今。《诸病源候论·血病诸候》将血证称为血病，对各种血证的病因病机做了较详细的论述。《三因极一病证方论·失血叙论》说："夫血犹水也，水由地中行，百川皆理，则无壅决之虞。血之周流于人身荣、经、府、俞，外不为四气所伤，内不为七情所郁，自然顺适。万一微爽节宣，必至壅闭，故血不得循经流注，荣养百脉，或泣或散，或下而亡反，或逆而上溢，乃有吐、衄、便、利、汗、痰诸证生焉。"《备急千金要方》收载了一些较好的治疗血证的方剂，至今仍广泛应用的犀角地黄汤即首载于该书。《济生方·失血论治》认为失血可由多种原因导致，"所致之由，因大虚损，或饮酒过度，或强食过饱，或饮啖辛热，或忧思恚怒"，而对血证的病机，则强调因于热者多。《素问玄机原病式·热类》亦认为失血主要由热盛所致。《景岳全书·血证》说："血本阴精，不宜动也，而动则为病。血主荣气，不宜损也，而损则为病。盖动者多由于火，火盛则逼血妄行；损者多由于气，气伤则血无以存。"《医学正传·血证》率先将各种出血病证归纳在一起，并以"血证"之名概之。自此之后，血证之名即为许多医家所采用。《先醒斋医学广笔记·吐血》提出了著名的治吐血三要法，强调了行血、补肝、降气在治疗吐血中的重要作用。《景岳全书·血证》对血证的内容做了比较系统的归纳，将引起出血的病机提纲挈领地概括为"火盛"及"气虚"两个方面。《血证论》是论述血证的专书，对各种血证的病因病机、辨证论治均有许多精辟论述，该书所提出的止血、消瘀、宁血、补血的治血四法，确实是通治血证之大纲。

血证是涉及多个脏腑组织，而临床又极为常见的一类病证。它既可以单独出现，又常伴见其他病证的过程中。凡以出血为主要临床表现的内科病证，均属本证的范围。西医学中多种急慢性疾病所引起的出血，包括呼吸、消化、泌尿系统疾病有出血症状者，以及造血系统病变所引起的出血性疾病，均可参考本节辨证论治。中医学对血证具有系统而有特色的理论认识，积累了丰富的临床经验，形成了许多有效的治疗方药，对多种血证尤其是轻中度的出血，大多能获得良好的疗效。

（3）血瘀

血瘀是指血液循行迟缓和不流畅的一种病理状态（《气血论》），是血液循行受到了阻碍所致。此时，瘀之义同"淤"，有"滞塞，不流通"之义。血瘀滞塞，不流通，即血行受阻，循行迟滞。生理状态下，血液循行于经脉，畅达周身，发挥其滋养荣润之职，如《血证论》说："平人之血，畅行脉络，充达肌肤，流通无滞，是谓循经，谓循其经常之道也。"《诸病源候论》说："血之在身，随气而行，常无停积。"血之运行，听命于气，故曰"气为血之帅"。因此，气分受病，气机不畅，或气虚推动无力，是导致血瘀的重要机制，故有气滞血瘀、气虚血瘀的说法。此外，邪气直犯经脉，影响血的循行，也是导致血瘀的常见致病因素。如《灵枢·痈疽》说："寒邪客于经络之中，则血泣，血泣则不通。"《素问·举痛论》说："经脉流行不止，环周不休，寒气入经而稽迟，泣而不行。"凡此都说明，气病或邪气影响可以导致血行不畅，而为血瘀。《丹溪心法·六郁》中所论述的"血郁"，更是指的血行不畅，即血瘀病变。

血瘀为病广泛。血不畅为瘀。血循经脉周行全身，若血瘀不行，则为害广泛，内而脏腑，外而肌肤，上至颠顶，旁及四肢，皆可因血瘀不行而为病。瘀滞经脉，瘀阻气血，瘀遏清窍，瘀着脏腑，为病多端，难以尽述。并且瘀血不去则新血不生，日久即引起全身血虚。

### 3. 供血不足乃万病之源与"血气不和，则百病丛生"

《素问·调经论》有"人之所有者，血与气耳"之说，认为气血是形体、脏腑、经络、九窍等一切组织器官进行生理活动的物质基础，气血"行之经隧，常营无已，终而复始"，起着营养和联络脏腑组织、表里上下的作用，人的生、长、壮、老、病、死，尽管其表现形式不同，但归根到底都离不开气血的变化。气血以流畅和平衡为贵，若气血失畅，平衡失常，就会引起一系列连锁的脏腑寒热虚实病变，从而导致疾病丛生。《灵枢·口问》谓："夫百病之始生也，皆生于风雨寒暑，阴阳喜怒，饮食居处，大惊卒恐，则血气分离，阴阳破败，经络厥绝，脉道不通……乃失其常。"指出病邪不论来自何方，首先都要干扰气血的功能，使其紊乱，以致阴阳失衡，经脉瘀阻不通，气血循行失常。《素问·调经论》则谓："五脏之道，皆出于经隧，以行血气，血气不和，百病乃变化而生，是故守经隧焉。""守"即保持之意，"守经隧"即要保持气血在经脉中运行通畅。气血通畅不仅反映了机体的精、气、血、津液的充盈健旺，也表明脏腑组织生理功能的正常。气血冲和，万病不生，一旦气滞血凝，脏腑经脉失其所养，功能失常，疾病即随之而起。

另外，《医学入门》谓："人知百病生于气，而不知血为百病之胎也。凡寒热、蜷挛、痹痛、瘾疹、瘙痒、好忘、好狂、惊惕、迷闷、痞块、疼痛、癃闭、遗溺等证及妇人经闭、崩中、带下，皆血病也。"气分、血分是疾病发展的两个分期，邪之伤人，始而伤气，继而伤血，或因邪盛，或因正虚，或因失治、误治，邪气久恋不去，必然伏于血分。《素问·缪刺论》谓："夫邪之客于形也，必先舍于皮毛……留而不去，入舍于经脉。"

赵步长教授充分认识到气血之间的紧密联系，及它们在疾病发生发展过程中起到的关键作用，总结出"供血不足乃万病之源"的理论。他认为，气血失和是脏腑失调和机体病变的集中表现，而血虚则是产生气血不和的一个重要因素。并在这一理论的指导下，创制出很多优质的中成药，通过调气活血，从而达到"有病可治，无病防病"的目的。

# 第二节 "供血不足乃万病之源"学说指导脏器、组织供血不足系列疾病的病机与防治研究

赵步长教授提出的"供血不足乃万病之源"学说，从中医的角度阐明人体是一个复杂而又神秘的整体，各脏器组织都要血液来供应必需的氧和营养物质，并将其新陈代谢产生的二氧化碳和废物带到排泄器官排出体外，如果血液黏稠度增高，或血脂高或衰老，胆固醇就易沉积于血管壁，使血管硬化，弹性变差，管腔变窄，供给各个组织器官的血液就明显减少，形成供血不足状态，人体各组织器官就会发生相应的病变，如冠心病、中风、心肌梗死，并出现相应的临床症状，如头昏头痛、胸闷气短、失语、半身偏瘫、肢体挛缩等。从西医的角度说，成年人身体内分布的血管总长度约可绕地球两圈半，长达 1 万千米，其中 95% 的长度是毛细血管和微细血管，血液在身体内完成一个体循环大约需要 1 分钟，血液的总重量约为体重的 1/15 ~ 1/13，心脏的跳动每日约为 10 万次左右。血液是生命之本，它是能量及养分的载体。血管则是全身营养成分的运输线。人生存的动力，主要来源于血液向肌体的各个器官源源不断输送氧及其他养分。所以血管的通畅，血液的质量都是决定人的生命的最重要的条件。随着年龄的增长，血流不畅主要是由血管增生变形导致，因此造成供血不足，导致多种病变。

## 一、脑供血不足

脑供血不足是指各种原因导致大脑出现慢性的广泛的供血不足，可引发脑缺血缺氧，使脑实质发生广泛弥散性病变，脑的整合机能就会明显受损而出现脑部功能障碍临床表现的疾病。脑供血不足的临床表现为以下几点：

### 1. 运动神经功能失灵

由于脑供血不足使掌管人体运动功能的神经失灵，常见的临床表现为口眼㖞斜，吐字不清，失语或语不达意，一侧肢体无力或活动不灵等。

### 2. 感觉功能障碍

由于脑供血不足而影响到脑部的分析区域，感觉器及感觉神经纤维，常表现为头痛、眩晕、耳鸣、肢体麻木、失眠、眼中风。

### 3. 精神意识异常

神经衰弱、健忘、记忆力差、间断或持续性头痛、偏头痛、老年性痴呆、脑萎缩、脑动脉硬化、脑血栓、脑梗死。

慢性脑供血不足最早是在 1990 年由日本医学家提出来的，是指各种原因导致大脑出现慢性的广泛的供血不足，引发脑部缺血缺氧而出现一系列脑部功能障碍临床表现的疾病。慢性脑供血不足发病率高，据统计中老年人群中有2/3 的人患有慢性脑供血不足，属中老年人得多发病。国内外医学家经大量研究发现，在"老年痴呆症"和"脑梗死"的发病前期都曾长期有慢性脑供血不足的存在。

## 二、心供血不足

心脏的供血不足主要是由动脉硬化引起的。动脉硬化是出血性和缺血性血管病共同的病理基础，动脉粥样硬化使管腔狭窄或阻塞，导致心肌缺血、缺氧而引起的心脏病，将其称为冠状动脉粥样硬化性心脏病（coronary heart disease, CHD），简称冠心病，亦称缺血性心脏病（ischemic heart disease, IHD）。心脏供血不足非常有可能发生心绞痛，心绞痛是冠状动脉供血不足引起的心肌短暂缺血而出现的一种临床综合征，常见原因是冠状动脉粥样硬化。心脏供血不足影响心功能，心功能严重下降会影响全身的血液供应，包括脑部血供。具体现象有体力下降，免疫力下降，脑血供少可引起眩晕和意识模糊（如果是站立位易跌倒受伤）。心脏供血不足的患者可出现心悸、气短、胸闷、胸痛等症状，引起心律失常、冠心病、心绞痛、心肌梗死，甚至猝死。同时心脏的供血不足可以引发呼吸系统、消化系统、妇科、四肢等相关系统的疾病。具体的临床表现如下：

呼吸系统供血不足：胸闷、气短咳嗽、哮喘，重者口唇面部发绀青紫、呼吸骤停。

消化系统供血不足：营养物质的吸收不好，可发生贫血、面黄肌瘦、腹泻

117

或便秘、食欲不振。

肾脏供血不足：腰酸腰痛、血尿、蛋白尿、水肿等。

肌肉、骨与关节供血不足：全身酸软无力、麻痹、疼痛、关节炎，重者瘫痪。

四肢供血不足：四肢发凉、脉管炎、静脉炎、静脉曲张，严重者跛行、刀割样疼痛、溃烂截肢。

妇女供血不足：腰背痛、小腹痛、月经不调、不孕症。

男性供血不足：性功能减退、阳痿、前列腺炎、不育症。

内分泌系统供血不足：糖尿病、高黏血症、高脂血症。血液黏稠，流速减慢，进而导致中风、冠心病。

## 三、肠系膜缺血

肠系膜动脉直接由腹主动脉发出，因此血供丰富，在静息时接受内循环血流的 25%，在餐后接受内循环血流的 35%。30% 的血流分布于肌层和浆膜层，70% 的血流分布于肠黏膜和黏膜下层。可以说肠的血流非常丰富，但是由于供应每一肠绒毛中心的小动脉和小静脉呈一发夹襻式的结构，使得动脉血在流向绒毛顶端时氧不断地扩散到静脉血中，使得到达绒毛顶端的血氧含量较低，到达绒毛顶端的氧供少，所以肠黏膜对缺血缺氧非常敏感。例如非闭塞性肠系膜缺血约为 AMI 的 20%，这部分患者不是由于血管的阻塞导致的缺血，而是由于失血、药物、神经等因素导致肠系膜上动脉（SMA）持续性痉挛引起的肠系膜缺血，其主要的危险因素有：年龄 > 50 岁、心肌梗死病史、充血性心力衰竭、肝肾疾病、腹部和心血管大手术等。

从发病机理上看，以上脏器组织的疾病，特别是血管性疾病都与血管硬化狭窄有关，如心、脑、肾、外周肢体、肠系膜缺血等与相应部分的血管病变缺血有关联，也是说这些疾病的病机均为供血不足。赵步长教授提出的供血不足是中医中血虚的表现，是西医中缺血的表现。血虚即血液亏虚，血虚则不能营养脏腑组织，必然导致全身或局部失于营养，生理功能逐渐减退等病理变化。缺血是机体最主要的病理改变之一，是某些疾病的病因，也是一种病理变化结果。当机体供应的血液不能满足组织新陈代谢的需要时，缺血才有实际意义，即发生了缺血性的病变。组织和器官是否发生缺血，不仅受血液循环状态的影响，还取决于组织中血管的分布及代谢状态等其他因素。同时，当组织器官发生缺血时，就会出现以上临床表现。

"供血不足乃万病之源"学说指出了以上疾病的病机是供血不足，临床上主要解决其缺血的问题。由于缺血在临床上原因复杂，引起缺血的主要原因是组织和器官的血管原发性病变，称为原发性缺血性病变。另外有一些病变虽然不是原发于血管系统，但也可通过影响血管系统进而引起组织的缺血，例如外伤所致的血管离断、炎症引起的血管闭塞及肿瘤导致的血管压迫等，这些可以称为继发性缺血性病变。还有一些疾病，在其发生机理中存在着缺血的因素，如青光眼，在某种意义上可以认为是慢性缺血性视神经病变；又如视网膜脱离，存在着视网膜的外层缺血。这类疾病可称为缺血性相关性疾病。中医治疗血虚证的方法为补血，又称养血，属补法。血虚证是由于供血不足而使脏腑组织失于濡养所表现出来的证候。补血能使脏腑组织得到血液的充分濡养，使脏腑组织的功能恢复正常。血虚证主要有心血虚证和肝血虚证，补血法有补心血和补肝血。此外，气虚、精亏、血瘀等也可导致血虚证的发生，所以还有补气生血、填精补血、祛瘀生新等方法来解决供血不足引起的病变。其中心脑的供血不足均是由于动脉粥样硬化引起的，采取治病求本的原则，临床上以防治动脉粥样硬化为主。中医药学家赵步长教授提出多靶点预防心脑血管事件，稳定动脉硬化斑块，抑制斑块的形成，保护血管内皮细胞，抑制血管慢性炎症的发生，调节血压、血脂、血糖是治疗的关键。此治疗原则体现了赵步长教授最早提出的"脑心同治"理论的特点，同时该理论也贯穿在了"供血不足乃万病之源"这一学说之中。

所以说，赵步长教授提出的"供血不足乃万病之源"广泛地诠释了疾病发生的病因和病理机制，并在此后的 30 年把此学说应用到临床实践之中，为血管性疾病的治疗提供了有效的策略，在此理论的指导下，研发了脑心通胶囊、丹红注射液、稳心颗粒等心脑血管疾病的常用药，在临床上治疗心脑血病疾病有明显的疗效，实现了从理论到实践的突破。

# 第六章　脑心同治理论代表方剂

## 第一节　脑心通胶囊

### 一、组方优势

脑心通胶囊源于清代王清任《医林改错》卷下"瘫痿论"的补阳还五汤。脑心通胶囊系根据现代人体质及发病特点，在补阳还五汤的基础上加味虫类药和活血化瘀药等16味中药组成的现代中药方剂，具有益气活血、化瘀通络之效，扶正固本，攻补兼施，标本同治，有补而不滞、祛瘀而不伤正之功，体现了中医脑心同源、异病同治之义，通瘀散结，使瘀散血行气畅，心脑络脉得以濡养，则病减痛安，身体康复临床应用多年，在治疗脑梗死方面疗效显著。脑心通胶囊依益气活血大法而立方，源于补阳还五汤，又优于补阳还五汤，赵步长教授的立方之本，应从补阳还五汤讲起。

补阳还五汤是补气活血的经典古方，临床运用此方加味治疗心脑血管意外后遗症等各种气虚血瘀证的疗效十分显著。黄芪用量占全方的83.9%，从其特别倚重补气之黄芪看，益气活血法的重点在于益气，其用意本于"半身不遂、亏损元气是其本源，元气既虚，必不能达于血管，血管无气，必停留为瘀"的病理认识思想。纵观王氏对益气活血法的用法，其益气的目的在于促进活血，益气亦即活血，二者有异曲同工之妙。现代研究表明，该方及加减诸药相伍，可补气活血，抑制血小板的聚集，减少血瘀，有效清除脑内及血液中的氧自由基，减少自由基对神经系统的损伤；改善心脏的微循环和心肌缺氧状态，增加心肌收缩力，对心血管系统疾病具有较好的疗效；能扩张血管，持久增加脑血流量，并能显著促进自体血肿的吸收，加速损伤脑组织的修复，因此，能明显改善心脑血管疾病引起的气滞血瘀证表现。

脑心通胶囊源于补阳还五汤，优于补阳还五汤，从补阳还五汤到脑心通胶囊，从古方到现代方剂，从汤剂到胶囊剂，在中医基础理论的指导下，结合现代科学技术改变了汤剂的不便性，扩展了方剂的应用，达到了古方今用的创新，保证了安全性，提高了疗效。

"脑心通胶囊"由黄芪、水蛭、地龙、全蝎、当归、丹参、川芎、桃仁、红花、乳香（炙）、没药（炙）、赤芍、鸡血藤、桑枝、牛膝、桂枝16味中药组成，现代人群由于生活方式的改变，气虚血瘀已成为现代人群主要的体质和病理特点。方中重用黄芪为君药，性温味甘，能大补元气，使元气充盛。黄芪药量为30g，在方中16味药中占23%的比例，故突出补气以活血，发挥益气活血之效，通过补气使元气充盛，达到气行则血行之功。臣药是虫类药水蛭、地龙、全蝎，取其药性善走，破血逐瘀，能搜剔络中之邪、发挥通经透络之功效。佐药为当归、川芎、丹参、桃仁、红花、乳香（炙）、没药（炙）、赤芍、鸡血藤等九味活血化瘀药，共助君、臣药疏通瘀阻之力。桑枝、桂枝针对上肢、半身不遂，可引药直达病所，温经通脉；牛膝逐瘀血，通经络，引血下行，共为使药。

纵观脑心通胶囊全方，虫类药与植物药有效结合，具有益气活血、化瘀通络之效，扶正固本、攻补兼施、标本同治，有补而不滞、祛瘀而不伤正之功，体现了中医脑心同源、异病同治之义，通瘀散结，使瘀散血行气畅，心脑络脉得以濡养，则病减痛安，身体康复。诸药配伍，主次得当，标本兼治，益气活血、化瘀通络，既通脑络，又通心络，发挥脑心同治作用。

## 二、机理研究

### 1. 药效学研究

（1）脑心通胶囊对大鼠实验性脑缺血的影响

陕西中医学院中心实验室动物实验结果表明，脑心通胶囊对大鼠实验性脑缺血具有明显的保护作用，明显降低脑缺血所致脑血管通透性及脑含水量增加等病理改变。

（2）脑心通胶囊对麻醉犬脑血流量的影响

陕西中医学院中心实验室动物实验结果表明，脑心通胶囊可显著增加麻醉犬脑血流量，明显降低脑血管阻力，对动脉血压、心率、心电图等指标无明显影响。

（3）脑心通胶囊对大鼠动脉血栓的溶解作用

陕西中医学院中心实验室开展的实验以电极刺激大鼠颈总动脉，造成血管内壁损伤，引起血小板聚集而形成血栓，经灌胃治疗性给药，观察脑心通胶囊对血栓的溶解作用。结果表明：脑心通胶囊对动脉血栓具有明显溶解作用。

（4）脑心通胶囊对大鼠动脉血栓形成的影响

陕西中医学院中心实验室开展的实验以电极刺激大鼠颈总动脉，造成血管内壁损伤，引起血栓形成，经灌胃给药，观察脑心通胶囊对动脉血栓形成的影响。本实验结果表明，脑心通胶囊可明显延缓大鼠血栓形成时间。

（5）脑心通胶囊对 ADP 诱导大鼠血小板聚集的影响

陕西中医学院中心实验室动物实验结果表明，脑心通胶囊明显降低 ADP 诱导大鼠血小板聚集性，延长血小板聚集时间。

（6）脑心通胶囊对小鼠凝血时间的影响

陕西中医学院中心实验室动物实验结果表明，脑心通胶囊可明显延长小鼠凝血时间。

（7）脑心通胶囊对麻醉犬心脏外周阻力及冠脉流量的影响

实验结果表明，脑心通胶囊可显著增加犬冠脉流量，降低外周阻力，因此，具有改善心脏功能的作用。

（8）脑心通胶囊对大鼠离体心脏缺血再灌注所致心律失常的影响

实验采用大鼠缺血再灌注模型，观察了脑心通胶囊对离体心脏心肌缺血再灌注所致心律失常的影响，结果表明，脑心通胶囊大、中剂量能显著降低大鼠室性心动过速和室性纤颤的发生率。

### 2. 毒理学研究

（1）急毒实验

根据《新药审批办法》有关规定，陕西中医学院中心实验室对脑心通胶囊进行了小鼠急性毒性实验，因无法测出 $LD_{50}$，进行了最大给药量的测定。小鼠灌胃给药，累积剂量为 42g/kg，相当于临床用量的 525 倍。

（2）长毒实验

为保证临床用药的安全，根据《新药审批办法》的有关规定，陕西中医学院中心实验室应用 Wistar 种大鼠 80 只连续给药三个月，观察三个给药剂量的动物的影响。结果证实：该药对大鼠体重、血象、心、肝、肾功能等十项生化指标及心电图等无明显影响，各脏器肉眼及镜下观察均未见中毒性病理改变。

### 三、药物作用机制

#### 1. 抗动脉粥样硬化实验研究

葛均波院士、孙爱军教授团队采用对低密度脂蛋白胆固醇受体敲除小鼠进行高脂饲料喂养的方法建立动脉粥样硬化模型，发现脑心通胶囊可能部分通过抑制树突状细胞成熟起抗动脉粥样硬化的作用。

葛均波院士、孙爱军教授研究团队进一步发现，脑心通胶囊能够显著降低血浆 IL-1β 水平，提示脑心通胶囊在调节机体炎症水平方面具有一定作用，进而发挥延缓动脉粥样硬化斑块形成的作用。本研究发现，脑心通胶囊可以显著增加 ApoE-/- 小鼠主动脉根部斑块中胶原含量，从而增加斑块稳定性。脑心通胶囊能通过降低机体炎症水平从而延缓动脉粥样硬化初期 ApoE-/- 小鼠主动脉弓处斑块形成，从而发挥抗动脉粥样硬化作用。脑心通胶囊能够增加主动脉流出道斑块中胶原含量，进而提示其增强斑块稳定性的作用。

韩际宏教授团队研究结果显示，虽然脑心通胶囊对血脂变化影响甚微，但能够抑制晚期动脉粥样硬化的发展。脑心通胶囊提高了主动脉壁的胶原含量，抑制了血管钙化和巨噬细胞富集，这表明脑心通胶囊可以提高斑块稳定性。另外，脑心通胶囊还促进了主动脉平滑肌 22（SM22mRNA）的表达，并抑制了骨调素（OPN）、基质金属蛋白酶 2（MMP-2）和肿瘤坏死因子（TNF）mRNA 的表达。结果证明脑心通胶囊能够抑制 ApoE-/- 小鼠晚期动脉粥样硬化的发展并提高斑块稳定性。

#### 2. 血管方面作用机制

①脑心通胶囊能够通过促进内皮细胞 NO 的合成与释放，调整 ET/NO 比值，从而发挥对血管内皮细胞的保护作用；②脑心通胶囊通过减少氧化低密度脂蛋白受体 1（LOX-1）的基因及蛋白表达而具有保护血管内皮功能的作用；③脑心通胶囊可显著降低主动脉血管壁 MCP-1 基因的表达、抑制基质金属蛋白酶 3（MMP-3）基因的表达，提示脑心通胶囊具有抗动脉粥样硬化（AS）炎症作用；④脑心通胶囊有轻度抑制 CD36 及 SR-A 表达的作用，提示脑心通

胶囊有可能通过此机制延缓动脉粥样硬化进程；⑤脑心通胶囊能通过降低血脂、hs-CRP 和基质金属蛋白酶 1（MMP-1）水平等机制稳定易损斑块；⑥脑心通胶囊能有效降低血清 TLRs/NF-κB 信号通路激活的炎性因子水平，稳定斑块；⑦通过控制患者血脂水平，降低血清载脂蛋白 B（ApoB）水平，可以明显改善预后。

### 3. 血液方面作用机制

大量的基础研究表明，脑心通胶囊对血液方面的作用表现在以下几个方面：①孔德梅等研究显示，脑心通胶囊能明显改善血液流变学指标；降低血管阻力、扩张血管、增加血流速度、改善血液微循环。姜月峰等的研究表明，脑心通胶囊可明显改善全血黏度（中切）、红细胞比容、纤维蛋白原、血小板聚集率间差异均有统计学意义（$P < 0.01$）；②脑心通胶囊具有降脂、抑制血小板活化、减少血小板的黏附和聚集作用；具有抗炎和抗血栓作用；③脑心通胶囊可抑制 ADP 诱导的血小板聚集，明显抑制血栓形成和增加纤溶酶的活性。

### 4. 脏器组织损伤保护方面作用机制

脑心通胶囊对心肌缺血再灌注损伤具有明显的保护作用；抑制自发性高血压（SHR）大鼠心肌纤维化，改善高血压所致的心肌重塑；改善冠心病患者的运动耐量；提高心脏的舒缩功能。可减轻远隔部位脑水肿，表明脑心通胶囊对全脑有保护作用。曲立新等研究显示，脑心通胶囊治疗组小胶质细胞活化、CD68、TNF-α、人白介素 -1β（IL-1β）阳性细胞数明显减少，提示脑心通胶囊可通过阻止小胶质细胞的激活及抑制炎性细胞因子的表达而发挥抗脑缺血损伤的作用。霍海如等研究显示，脑心通胶囊主要对缺血早期 ET 及降钙素基因相关肽（CGRP）的异常变化有改善作用，而对缺血后期神经肽尚无明显影响，并且以升高血浆及下丘脑中 CGRP 水平为主，对 ET 的升高也有一定影响。

## 四、临床应用研究

### 1. 心血管疾病

在观察脑心通胶囊治疗冠心病疗效的过程中发现，脑心通胶囊对冠心病心绞痛的各种症状改善作用显著，对冠心病所致的胸闷、胸痛、心悸、气短等疗效明显优于对照药，脑心通胶囊对心绞痛的中医证候显效率达 21%，有效率达 72%，总有效率高达 93%，明显优于对照组。

通过运用循证医学方法，对近 10 年发表的脑心通胶囊治疗冠心病心绞痛的临床应用文献进行 Meta 分析。与对照组比较，脑心通胶囊治疗心绞痛改善临床疗效和心电图疗效；可明显减少心绞痛发作频率及持续时间，明显改善心肌缺血。此外，脑心通胶囊可明显改善治疗后血脂（总胆固醇、甘油三酯、高密度脂蛋白、低密度脂蛋白）的结果进而达到治疗冠心病心绞痛的作用。

### 2. 脑血管疾病

脑心通胶囊能有效治疗脑中风所致各种病症。对中风病中医证候的愈显率达 57%、总有效率高达 92%，疗效明显优于对照组，对中风所致的半身不遂、口眼㖞斜及舌强语謇等症状的疗效显著优于对照药。脑心通胶囊组对半身不遂、口眼㖞斜、言语謇涩、气短乏力等中医证候的疗效明显优于对照组（$P < 0.01$），有显著性差异，表明脑心通胶囊在中医证候方面疗效优于对照组。通过运用循证医学方法，对近 10 年发表的脑心通胶囊治疗脑卒中的临床应用文献进行 Meta 分析，说明脑心通胶囊对中风病疗效明显优于对照组。能够改善神经功能缺损状况、患者的生活状态、偏瘫患者活动功能，并且明显改善血液流变学指标（全血高切黏度、全血低切黏度、血浆黏度、红细胞比容、红细胞聚集指数、纤维蛋白原）等达到治疗脑卒中的作用。同时步长脑心通胶囊单用或联合治疗短暂性脑缺血发作患者疗效优于常规药物治疗。由中国人民解放军总医院第七医学中心张微微教授牵头，联合 21 家三甲医院开展的脑心通胶囊治疗脑梗死合并心肌缺血的临床疗效——多中心非随机临床对照试验（2013 年），选取 2011 年 10 月 ~ 2012 年 12 月北京 21 所三甲医院神经内科收治的符合入组条件的 528 例急性脑梗死伴心肌缺血患者。脑心通胶囊组 291 例，对照组 237 例，结果表明：急性脑梗死合并心肌缺血患者基础治疗加服脑心通胶囊 12 周后，磁共振波谱（MRS）得到显著改善；基础治疗加服脑心通胶囊从第 8 周开始，心肌缺血得到显著改善，第 12 周仍旧进一步改善；脑心通胶囊可明显改善心电图缺血的改变且减少心绞痛的发作频率及持续时间。

### 3. 糖尿病慢性并发症

脑心通胶囊主要从保护内皮细胞，抑制血小板聚集，防止血栓形成，降低血脂和血黏度，稳定血压来达到微血管病变的治疗。对于 2 型糖尿病视网膜病变患者在常规控制饮食、降糖等治疗的基础上，给予西药联合脑心通胶囊治疗能改善糖尿病视网膜病变患者的血脂、血黏度，减轻眼底病变。脑心通胶囊改善视力的机制可能是增加血管内皮 NO 含量、降低血管内皮素水平，改善视网膜的微循环，从而使眼底血运得以改善。脑心通胶囊能有效调节血脂、降低血黏度，稳定动脉粥样硬化斑块，而且能改善血管内皮功能，修复受损的血管内皮，解除血管痉挛。单用脑心通胶囊治疗糖尿病周围神经病变（DPN）疗效明显优于甲钴胺且无明显的毒副作用，值得临床推广应用；尼莫地平联合脑心通胶囊治疗 DPN 也取得了较好的疗效。脑心通胶囊联合福辛普利治疗早期糖尿病肾病（DN）可明显通过扩张血管、改善血液流变学和微循环、降低血脂等作用，更有效地降低尿白蛋白排泄率，减轻肾损害，改善肾功能，从而有效地延缓 DN 进程。

### 4. 代谢综合征

顾小琼等采用脑心通胶囊联合降压药治疗高血压，发现患者假性血管血友病因子、总胆固醇、甘油三酯均明显降低。提示脑心通胶囊可能通过调节血脂蛋白、阻断脂蛋白对内皮的损伤，抑制动脉粥样硬化发生及发展。代谢综合征与患者的血糖、血脂、血压、体重指数密切相关，是心脑血管疾病的主要危险因素。王勤建等发现，脑心通胶囊治疗代谢综合征患者后，其血糖、血脂、血压均明显改善，总有效率达 95%。

# 第二节　丹红注射液

## 一、组方优势

丹红注射液由丹参和红花两味药组成，丹参和红花均为多年临床经典活血化瘀用药，丹红注射液在符合中药君臣佐使之原则基础上，最大化减少了药味数，从而有效保障了药物的安全性。

中医药典籍对丹参、红花这两味药的功效有如下描述：

《本草正义》载："丹参专入血分，其功在于活血行血，内之达脏腑而化瘀滞，故积聚消而癥瘕破，外之利关节而通脉络，则腰健而痹着行。"《本草纲目》

载丹参能"破宿血，补新血"，红花能"活血、润燥、止痛、散肿、通经"。

依据中药性味归经理论，丹参味苦性微寒，红花味辛性温，二药都入心经和肝经，二药相辅可以起到祛瘀生新、除邪而不伤正的效果。此外，血性属阴，得温则行、遇冷则凝。丹参性微寒，若辅以红花，则可借其温性以助消散瘀血，温运血行，可以共奏活血通络、祛瘀生新之功。

依据中药升降浮沉理论，丹参为植物根茎，具有沉降之功，红花为植物花序，具有升浮之效。如唐·王冰所言，"升无所不降，降无所不升，无出则不入，无入则不出"。丹参与红花二药同用，一升一降，内外通和，行气活血之功尤为显著，同时兼具养血生血之功。

## 二、机理研究

### 1. 药效学研究

（1）丹红注射液对大鼠肾静脉血栓的影响

丹红注射液高（2mL/kg）、中（1mL/kg）、低（0.5mL/kg）剂量均可显著延长凝血酶时间（TT）、活化部分凝血活酶时间（APTT）、凝血酶原时间（PT）；丹红注射液 2mL/kg 剂量可显著降低结扎后的血栓的重量。

（2）丹红注射液对家兔凝血指标的影响

丹红注射液 2mL/kg 剂量可显著延长 APTT、PT、TT 及降低给药后血小板黏附率。

（3）丹红注射液对沙土鼠局部脑缺血模型的影响

丹红注射液可减少造模后沙土鼠局部脑缺血的范围并可缓解由于造模致使沙土鼠的行为障碍。

### 2. 毒理学研究

（1）急性毒性试验

小鼠单次静脉注射丹红注射液（浓缩液）的 $LD_{50}$ 值为 1062mg/kg。

（2）长期毒性研究

SD 大鼠连续 13 周尾静脉注射给予丹红注射液，确定其无毒反应剂量为 66.7mg/kg·d，约相当于临床静脉滴注最大日剂量的 17 倍和大鼠起始药效剂量的 38 倍。

（3）异常毒性、过敏反应研究

小鼠尾静脉注射液丹红注射液 25g/kg 和 3g/kg，该剂量下异常毒性检查结果为阴性；豚鼠隔日腹腔注射丹红注射液 0.5g/0.5mL（每只），未出现明显过敏反应。

## 三、药物作用机制

### 1. 抗动脉粥样硬化作用

动脉粥样硬化是冠心病和脑卒中共同的病理机制，韩际宏等发现，丹红注射液可抑制低密度脂蛋白基因敲除（Ldlr-/-）和 ApoE 基因敲除（ApoE-/-）小鼠动脉粥样硬化的发生和发展。付婷婷等发现，丹红注射液可显著减少家兔主动脉斑块面积。

### 2. 保护血管内皮细胞

研究表明血管内皮细胞损伤及功能紊乱与冠心病、脑卒中等疾病的发生和发展具有密切的关系。颜程光等发现丹红注射液显著降低不稳定性心绞痛患者血清 ET、丙二醛（MDA），升高 NO、超氧化物歧化酶（SOD）含量，显示丹红注射液具有保护血管内皮细胞作用。

### 3. 抗血小板作用

付樱等发现丹红注射液能有效降低家兔血小板聚集率，抑制家兔血栓形成，减轻血栓湿质量，改善急性血瘀模型大鼠血液流变学。

### 4. 改善血液流变学

李莎等发现，丹红注射液显著降低患者全血高切黏度、低切黏度、血浆黏度和纤维蛋白原水平。

## 四、临床应用研究

### 1. 心血管方面

（1）稳定性心绞痛

盛颖等做的系统分析研究共纳入 28 个研究，其中丹红注射液组为 1306 个病例，对照组病例数为 1280，Meta 分析结果显示，丹红注射液治疗冠心病心绞痛的临床疗效（心绞痛疗效比对照组高 23%，心电图疗效比对照组高 29%）明显优于对照组。

（2）急性冠脉综合征

陈伯钧等发现，丹红注射液联合脑心通胶囊加西医常规治疗可显著提高急性冠脉综合征治疗的总有效率、心功能（EF，6min 步行试验）、心电图有效率，缩短心绞痛发作持续时间，其疗效均优于单纯西医治疗组。

（3）急性心肌梗死

Pengda Liao 等发现，对急性心肌梗死患者，丹红加常规西药治疗，可显著降低患者死亡率、心肌梗死复发率、心绞痛复发率、心律失常发生率和心衰发生率，并可改善心脏再灌注，提高左室射血分数，改善心脏功能。

（4）慢性心衰

李金等发现，丹红注射液加常规西药治疗慢性心衰患者，可显著提高临床有效率，显著改善心脏左室射血分数（LVEF），其疗效优于单纯西药组。

### 2. 脑血管方面

（1）急性脑梗死

杨杨等的研究共纳入 27 个研究，其中丹红注射液治疗组 1312 例，对照组 1271 例；两组治疗脑梗死的总有效率显著优于对照组（$P < 0.01$）；丹红注射液治疗后患者的神经功能缺损评分及血液流变学指标均明显低于对照组（$P < 0.01$），丹红注射液的临床综合疗效明显优于对照组。

（2）椎 - 基底动脉供血不足

刘震等发现，丹红注射液治疗椎 - 基底动脉供血不足的临床总有效率、痊愈率和显效率均显著优于对照组。

### 3. 肺源性心脏病

曹鸿雁等的一项研究中共纳入了 21 个文献，其中丹红注射液治疗组（基础治疗＋丹红注射液）960 例，基础治疗组（低流量给氧、控制感染、祛痰平喘、强心利尿等）922 例。Meta 分析结果显示，丹红注射液治疗慢性肺源性心脏病急性加重期疗效显著优于对照组（$P < 0.01$，OR $= 3.95$，95%CI[2.95，5.27]）。

另外，肺心病心力衰竭患者给予丹红注射液联合前列地尔治疗后，有效地提高肺心病的临床疗效，显著降低全血黏度及红细胞比容，提高动脉血氧分压及血氧饱和度，治疗组各项血液流变指标与对照组比较，差异有统计学意义（$P < 0.05$）。

### 4. 糖尿病及其并发症

#### （1）糖尿病肾病

丹红注射液治疗糖尿病肾病的 Meta 分析显示：与常规治疗相比，丹红注射液＋常规治疗在降低糖尿病肾病患者尿蛋白排泄率、糖化血红蛋白及纤维蛋白原等方面具有优势，但在改善 24 小时尿蛋白定量、血清肌酐、血清肌酐清除率、胆固醇、甘油三酯、空腹血糖等方面没有差异；与丹参相比，丹红注射液在减少糖尿病肾病患者尿蛋白排泄率、24 小时尿白蛋白、胆固醇、甘油三酯等方面较优；与脉络宁相比，丹红注射液在降低 24 小时尿白蛋白及纤维蛋白原方面具有优势。所有文献均未报道试验组及对照组的不良反应。结果表明丹红注射液对减少糖尿病肾病患者的尿蛋白排泄率及尿量有一定疗效，也未见明显不良反应。胰岛素加丹红注射液降低糖尿病肾病尿蛋白排泄率、血脂等具有很好疗效。治疗后观察组 UAER、ET 等指标与对照组比较，下降显著或非常显著（$P < 0.05$，$P < 0.01$）；TC、TG、尿素氮（BUN）、血肌酐（Scr）等指标与对照组比较，差异显著或非常显著（$P < 0.05$，$P < 0.01$）。

#### （2）糖尿病合并冠心病

心血管疾病是糖尿病患者死亡的首位原因，中国冠心病患者的糖代谢异常患病率（包括糖尿病前期和糖尿病）约为 80%，较西方人高。邢湘君等发现，基础治疗加丹红注射液可显著改善自觉症状、明显减少心绞痛发作次数和持续时间。谭刚等的研究还发现，对糖尿病合并冠心病患者，基础治疗加丹红注射液可降低糖化血红蛋白（HbA1c）、血脂水平，有利于改善糖尿病合并冠心病的预后。

#### （3）糖尿病合并脑梗死

万继峰等发现，丹红注射液治疗糖尿病性脑梗死，可显著提高临床总有效率，显著降低神经功能缺损评分，其疗效优于对照组。李贤临床观察发现丹红注射液加常规西药治疗糖尿病合并脑梗死患者，可显著降低血液黏稠度和血浆纤维蛋白原含量，有助改善患者预后。

（4）糖尿病周围神经病变

糖尿病诊断 10 年内常有明显的临床糖尿病神经病变，其发生率与病程相关。60% ~ 90% 的患者有不同程度的神经病变，其中 30% ~ 40% 的患者无症状。马爱霞等的一项 Meta 分析结果显示，丹红注射液联合甲钴胺治疗糖尿病周围神经病变的有效率显著高于甲钴胺，OR 值为 5.61，95%CI[3.81，8.27]（$P < 0.00001$）。

# 第七章　脑心同治理论为防治心脑血管疾病做出重大贡献

## 第一节　心脑血管疾病治疗面临的问题

心脑血管疾病是全球范围内常见的慢性疾病，已成为人类致残与致死的主要病种之一。在我国心脑血管疾病发病的危险因素持续增长，心脑血管病发病率与死亡率也呈持续升高的态势，日益加重的心脑血管病负担已成为重要的公共卫生问题。

冠状动脉及其他动脉粥样硬化是心脑血管疾病的核心问题，它属于人体全身性、范围全球性的疾病。动脉粥样硬化的确切发病原因仍不十分明了，研究认为它与遗传因素和环境因素相互作用有关，已发现有多种因素，如年龄、性别、早发心脏病家族史、高血压、高胆固醇血症、糖尿病、吸烟、缺乏体力活动、肥胖等与心脑血管病的发病危险性增高有密切关系。动脉粥样硬化疾病实际上是一种生活方式病，由于不健康的生活方式导致心脑血管疾病的发病越来越多。目前心血管病发病率居高不下，除了因人口老龄化因素以外，一个很重要的问题就是不良的生活方式导致的体重超重或肥胖的流行，这已引起了人们的关注。

动脉粥样硬化斑块的不稳定性及斑块破裂导致血栓形成是引起各种临床心血管事件（如心肌梗死、心绞痛、心脏骤停、脑卒中等）的关键环节。近30年来，针对心脑血管疾病的防治已取得了显著的进展，尤其是在如何更加有效地稳定易损斑块、减少斑块破裂，甚至逆转斑块病理进程方面进行了大量的基础和临床研究。应用有效的药物、使用有效的剂量已能很好地控制患者的病情并改善患者的临床预后，减少发生不良心血管事件的风险。近20年来，在心血管疾病领域里，介入心脏病学的发展及外科手术治疗方法的改进，均使心血管病患者高危、复杂病变的治疗成为可能。在注重治疗技术提升的同时，还关注医疗服务模式的转变，更多地体现以"患者为中心"的人文关怀，使心脑血管病的综合防治水平进一步提高。

## 第二节　心脑血管疾病的治疗现状

防治心脑血管疾病是全球疾病卫生工作的重点，从预防到治疗都有很多需要解决的问题。

在中国，预防心脑血管疾病的最重要的是减少致病因素。高血压、血脂异常、糖尿病、吸烟和超重是心脑血管疾病的常见高危因素。中国健康与养老追踪调查（China Health and Retirement Longitudinal Study，CHARLS）显示，65 ~ 74 岁老人的高血压、血脂异常、糖尿病、吸烟和超重患病率分别为 50.0%、64.2%、19.5%、25.9% 和 30.1%。年龄在 75 岁以上的老人，上述危险因素的患病率分别为 65.2%、59.7%、28.3%、17.4% 和 22.5%。避免这些危险因素，需要从生活方式、疾病治疗、身体锻炼等多方面进行干预。

在治疗中，中西医结合是目前临床所常用的方法。手术治疗、西药治疗、中（成）药治疗这些方法被综合运用到患者的诊治当中。但是，单从治疗手段入手去综合治疗往往会忽略患者本身的疾病特点。当患者冠脉狭窄且合并脑血管狭窄，治疗措施都是相同的，如果不对患者进行全身的评估和治疗，就会出现患者反复治疗及分科治疗等问题。当这种问题出现时，就需要从其他方面入手，寻求疾病的综合诊疗思路。

## 第三节　"脑心同治"时代的到来

动脉粥样硬化病变的发病机制十分复杂，单一应用某一类药物或治疗方法的疗效是很有限的，从理论上讲，应从多层面、多角度、多环节予以干预方可获得更大的益处。步长制药创始人赵步长教授提出"脑心同治"理论，针对心、脑血管病有相同的发病机理，提出心脑血管疾病共同防治的理念，该理论的代表方药脑心通胶囊、丹红注射液等，广泛应用于临床心脑血管病的防治，取得了显著效果。尤其是针对急性冠状动脉综合征、脑卒中的患者，在缓解症状、改善心脑功能、减少心脑血管事件方面都体现了全方位的防治功效。更为可喜的是"脑心同治"代表方药脑心通胶囊、丹红注射液等中成药经近几年的研究已经初步显示出其多渠道、多靶点的作用效应，在许多临床观察或研究中发现在西医严格规范地治疗心脑血管病的基础上加用脑心通胶囊或丹红注射液干预，可使患者在已获益的基础上进一步获益，真正体现了慢性疾病防治的中西医并重策略的重要价值。

2011 年，中国中西医结合学会脑心同治专业委员会正式成立，由赵步长教授担任主任委员，蔡定芳教授、汪道文教授、毛静远教授、雷燕教授、胡学强教授担任副主任委员。第一届中国中西医结合学会脑心同治专业委员会共有委员 68 名，青年委员 33，共计 101 人。十年后的今天，全国已有上海、福建、吉林、广西、广东、辽宁、浙江、山东、新疆、安徽、黑龙江、北京、河北、云南、海南、宁夏等 21 个省级学会及青岛、淄博、嘉兴、哈密、渭南、衡水、湛江、柳州、成都、咸宁、吕梁、武威、南宁、陇南、毕节、兴义、芜湖、枣庄、阳江等 46 个地市级学会正式批准成立。脑心同治的理念正吸引着越来越多的学者、专家加入这条"卓尔不凡"的医疗大军。此外，脑心同治专业委员会还组建成立了脑病专家组、冠心病专家组、脑心同治走基层志愿组、心律专家组、亚健康专家组等，并开展相关工作。

自委员会成立以来，通过各种学术交流活动和继续教育培训，传播脑心同治理论，指导临床应用，促进理论成果转化。目前，已在西安、海口、上海、青岛、南宁、乌镇先后召开了六届全国脑心同治学术交流大会，参会专家学者人数逐年翻倍，2016 年乌镇会议已达 2600 人次。继续教育项目在陕西、山东、河南、新疆、浙江等多地举办，参加培训人数逾十万。此外，自 2012 年 9 月，"脑心同治走基层"走进新疆阿勒泰开始，至 2016 年 3 月，"脑心同治走基层"已经走过了新疆、云南、山西、重庆、河南、陕西、广东、浙江、江苏、湖北、海南、甘肃、内蒙古、江西、天津、黑龙江等 245 个地区，有 5103 位爱心医生参与其中，共计支援了 439 个县乡镇基层医院，义诊了 67070 人次，培训基层医生 15164 人次，查房会诊 1179 人次，捐药 172.93 万元，物资 32.55 万元。

　　未来，在脑心同治时代的背景下，会进一步建立脑心同治、脑心同研、脑心同防、脑心同康、中西医同用"五同"的工作体系。制定脑心共患疾病临床诊疗指南和技术规范，推广临床路径，实现潜在风险人群的趋势诊断、日常干预，切实提升心脑血管共患疾病的统筹诊治能力，提升这一领域诊疗效果和效率，降低病死率，降低医疗成本，减轻群众就医负担，开拓跨学科临床实践和科研探索的新道路。

# 附录  脑心同治时代的科学依据

## 第一节  国家认可

### 一、科技部立项

从 2011 年至 2019 年，脑心同治理论体系代表药物——"脑心通胶囊"共九次通过科技部立项，从病因病机研究，到作用机制研究，再到治疗疾病研究，全方位对脑心通胶囊进行了研究论证，证明了脑心同治理论的科学性。

**1. 入选国家重大新药创制：中药大品种技术改造——中药大品种脑心通胶囊技术改造研究（2011ZX09201-201-26）**

"重大新药创制"科技重大专项是针对严重危害我国人民健康的 10 类（种）重大疾病（恶性肿瘤、心脑血管疾病、神经退行性疾病、糖尿病、精神性疾病、自身免疫性疾病、耐药性病原菌感染、肺结核、病毒感染性疾病及其他常见病和多发病），重视儿童和罕见病用药，围绕新药研发和产业化过程中的重大科技问题，突破一批制约新药创制的核心关键技术，产出一批具有重大临床价值的创新成果和临床亟需的化学药、中药和生物药，基本形成具有特色的国家药物创新体系。

本课题的主要任务有三方面：

（1）脑心通胶囊主要有效成分的辨识研究，确定有效组分，并进行脑心同治的作用机制研究。

（2）脑心通胶囊药材、饮片、制剂的过程控制技术及标准研究，建立脑心通胶囊的质量控制体系，全面提升质量标准。

（3）进行脑心通胶囊新工艺的优化研究，实现降低服用剂量、提高疗效等目的，并探索组分中药的开发。

通过以上任务的实施，重点解决对有效成分、作用机理、生产工艺和质量

136

标准等方面的问题，提高药品的质量与标准，切实保证药物的疗效和安全性，降低生产成本。

## 2. 入选国家国际科技合作项目：脑心通胶囊药效物质及治疗缺血性疾病机制研究（2015DFA30430）

国家国际科技合作专项是中国政府于2001年在国家层面设立的，旨在通过统筹、整合中国产学研的科技力量广泛、深入地开展国际科技合作与交流，有效利用全球科技资源，提高科技创新能力，共同推进全人类科技进步的科技计划。

本项目引进国际领先的缺血组织损伤修复研究技术，揭示复方中药脑心通胶囊治疗缺血性心脑血管疾病的作用机制，通过一系列崭新的细胞生物学方法、高通量分子生物学技术、遗传学工具，探索脑心通胶囊作用机制，阐明脑心通胶囊治疗缺血性心脑血管疾病的作用靶点、作用环节及分子机制，为药物的临床应用建立更好的证据。

## 3. 入选国家科技重大专项：临床需长期用药的微毒中药口服制剂不良反应监测研究（2015ZX09501004-001-007）

国家科技重大专项是为了实现国家目标，通过核心技术突破和资源集成，在一定时限内完成的重大战略产品、关键共性技术和重大工程。

本项目的主要有三个研究方向：

（1）基于国家不良反应数据库，整合多种挖掘技术，建立适宜有效的数据挖掘平台，评估脑心通胶囊临床用药的风险信号。

（2）分析长期服用脑心通胶囊的不良反应的发生率、发生特征、风险因素、发生因素等，针对严重不良反应开展必要的基础研究，形成脑心通胶囊安全风险评价示范研究。

（3）通过建立脑心通胶囊临床用药预警系统及制定脑心通胶囊临床安全用药指南，对脑心通胶囊临床用药的风险进行控制，为中药口服制剂临床用药不良反应的早期发现和预警提供示范。

**4. 入选国家重点研发计划"中医药现代化研究"重点专项：基于脑心同治理念的益气活血类方治疗脑梗死／心肌梗死的病因病机与诊治方案的创新研究（2019YFC1708600）**

国家重点研发计划由原来的国家重点基础研究发展计划（973 计划）、国家高技术研究发展计划（863 计划）、国家科技支撑计划、国际科技合作与交流专项、产业技术研究与开发基金和公益性行业科研专项等整合而成，是针对事关国计民生的重大社会公益性研究，以及事关产业核心竞争力、整体自主创新能力和国家安全的战略性、基础性、前瞻性重大科学问题、重大共性关键技术和产品，为国民经济和社会发展主要领域提供持续性的支撑和引领。

该研究项目由浙江中医药大学脑心同治研究院万海同院长科研团队提出，2019 年正式通过科技部立项，2020 年 6 月 7 日在浙江省中医脑病（脑心同治）重点实验室正式启动。所研中成药有三个方向：一是纳入国家数据平台，相关研究结果可以为 100 个疗效独特的中药品种的国家大数据库和 50 个中西医结合诊疗方案的国家大数据库提供循证依据，二是影响国家医保报销目录，三是指导医师临床合理用药。方案指出四个具体目标，分别是：临床辨治优化研究形成直接临床疗效证据；临床流调研究明确证候分布病因病机演变规律，心脑血管疾病共患的脑心同治临床流调研究填补空白；疗效与机制研究，为优化临床诊疗方案提供实验依据；药效物质基础研究，为优化临床诊疗方案提供佐证。

该研究方案以其多方面的重要意义入选国家重点研发计划"中医药现代化研"究重点专项 2019 年度项目，这是贯彻落实党中央 2019 年全国中医药大会对中医药工作"传承精华，守正创新"的指示，推进产学研一体化，推进中医药产业化、现代化，继续深入研究由赵步长教授、伍海勤教授和赵涛博士创造性提出的中西医结合"脑心同治"理论的重要里程碑事件。

**5. 入选国家"十一五"重大新药创制：丹红注射液安全性集中监测（2009ZX09502-030）**

通过对丹红注射液不良反应／事件的医院集中监测，客观评价丹红注射液的不良反应发生率、发生类型、发生严重程度及影响因素；为丹红注射液临床合理、安全使用中药注射剂提供依据，为广大人民群众用药安全提供保障；建立中药注射剂上市后不良反应 / 事件集中监测的规范化模式，凝练中药注射剂上市后再评价关键技术并制定规范，为开展中药注射剂上市后安全性再评价提供方法。

### 6. 入选国家"十二五"重大新药创制：丹红注射液技术升级研究（2013ZX09201020）

明确丹红注射液化学物质基础和活性成分，完善药品质量控制体系，提高药物有效性和安全性；优化丹红注射液生产工艺参数，建立生产过程在线自动质控系统；制定丹参、红花原药材 GAP 规范化生产质量管理体系；进行产品稳定性研究；揭示丹红注射液给药后其活性成分在大鼠、犬、人体内的变化过程与药代动力学特征药物体内代谢过程研究；围绕"脑心同治"理论，探索本品治疗心脑血管疾病的机理，明确本品作用特点和优势；建立基于细胞水平的中药注射剂过敏反应检测方法和评价技术，为名优中药大品种二次开发提供示范。

### 7. 入选国家"十二五"重大新药创制科技重大专项子课题：丹红注射液Ⅳ期临床试验研究（2011ZX09304-07）

通过对不少于 2000 例丹红注射液治疗辨证属血瘀证的慢性稳定性心绞痛、急性缺血性脑卒中的Ⅳ期临床研究，以及治疗不稳定心绞痛和急性心肌梗死伴有左心功能不全的临床研究，评价其有效性。从而建立大品种Ⅳ期临床试验的研究技术，同时为探索建立Ⅳ期临床试验管理和技术规范、药物临床试验不同阶段法规科学和评审策略、临床研究进程中关键环节的监管能力建设及早期临床试验新技术新方法的转化研究提供支撑。

### 8. 入选国家重点研发计划"中医药现代化研究"重点专项：心肌梗死介入围手术期中医通治方案循证优化研究（2017YFC1700402）

本课题以丹红注射液为试验用药，通过多中心随机对照将明确中医活血化瘀通络治疗对急性心肌梗死介入治疗的最佳干预时机，并整合细胞分子实验及临床、动物样本分析探究其疗效机制。形成中医活血化瘀通络治疗在心肌梗死围手术期干预最佳时机的高质量证据，为优化心肌梗死临床诊疗方案提供关键证据，有助于提高临床疗效，减轻疾病负担。

### 9. 入选国家重大科技专项：稳心颗粒Ⅳ期临床研究（2013ZX09104004）

本课题依据循证医学和 ICH-GCP 原则，参照 SFDA 新药Ⅳ期临床有关要求，开展稳心颗粒治疗心律失常（房性早搏、室性早搏）的Ⅳ期临床研究。通过国内多中心、大样本Ⅳ期临床研究，以客观指标动态心电图（Holter）为主要疗效指标评价其临床疗效；以常规安全性指标在长期、广泛使用条件下评价其长期用药安全性，进一步明确中药稳心颗粒治疗心律失常（房性早搏、室性早搏）的临床疗效及长期用药的安全性；形成稳心颗粒临床合理化用药指导方案；为上市后中药评价方法及体系管理提供实践探索。

## 二、国家自然科学基金委员会立项

除科技部立项外，脑心通胶囊、稳心颗粒及丹红注射液等多个项目入选国家自然科学基金委员会项目。

### 1. 入选国家自然科学基金重点项目：基于"方剂—靶标网络—病证"关联模式的异病同治机制研究（81330086）

本项目以脑卒中、冠心病为范例，采用临床上广泛应用的治疗血瘀证的丹红注射液为"探针"，基于"方剂—靶标网络—病证"关联模式，运用复杂网络和数据挖掘技术和方法，获得脑卒中、冠心病、血瘀证、丹红注射液的网络靶标。在此基础上，采用化学遗传法的策略和方法，开展丹红注射液对效应细胞分子网络的定向调控研究与验证；同时通过丹红注射液干预脑卒中、冠心病的动物模型研究，进一步验证和确认；获得脑卒中、冠心病血瘀证的特定靶标网络、代谢标志物等。本项目为异病同治机制研究提出了新策略，将中医原创思维与现代科学有机结合，丰富对疾病过程的认识，指导中医方剂在临床上科学的应用。

### 2. 入选国家自然科学基金重点项目：稳心中药组分交互整合干预潜在恶性心律失常的效应特点及其机制（81430098）

本项目拟针对可引起猝死的、具有潜在恶性心律失常的常见器质性心脏病患者群开展研究工作，募集室早和阵发性房颤人群，进行目的明确、小样本的规范临床研究，考察稳心中药异病同治的效应特点；复制整体动物和离体心脏模型，采用膜片钳、激光共聚焦和电生理等技术手段，结合细胞信号转导通路、离子通道和结构，探讨稳心中药干预潜在恶性心律失常的多向作用机制；借鉴系统药理学、生物信息学的理念和方法，揭示稳心中药主要药效组分通过系统整合交互作用，直接或间接抗心律失常的效应。

### 3. 基于 Toll 样受体通路的益气活血方"脑心同治"分子机理研究（81573726）

本项目拟以不同病理状态（脑／心肌缺血）同一机体条件下脑、心共同的失衡特定分子机制为研究核心，以"脑心同治"为指导理念，选取益气活血方（代表方药脑心通方）为"探针"，采用多种病理模型（脑缺血模型、心肌缺血模型及过氧化氢损伤的神经细胞、心肌细胞模型）结合技术和方法，从器官、细胞、分子三个水平，考察药物对同一机体脑损及心、心损及脑的作用与 Toll 样受体相关通路的关系，以期明确益气活血方脑心同治效用特点及作用机制，阐释 Toll 样受体介导的细胞信号转导相关通路变化是"脑心同治"的分子生物学基础之一，为"脑心同治"理论的研究提供新思路和新策略。

### 4. 基于靶向代谢组学、质谱成像技术的益气活血方"脑心同治"精准代谢网络构建与分析（81973711）

本项目基于前期研究基础，通过完善心脑血管疾病代谢靶标数据库，进而建立基于高分辨质谱、质谱成像技术的靶向代谢组分析方法，不仅可以获得准确的代谢标志物结构、功能信息，而且可以获得精确的组织定位信息。在此基础上，通过研究同一机体条件下脑缺血、心肌缺血后代谢组的变化及脑心通方的代谢调控作用，从而精准构建"脑心同治"的代谢网络，揭示病理状态下"脑损及心""心损及脑"的相互影响关系，诠释脑心通方"益气活血"的科学内涵。

## 第二节　建立三个研究中心，并得到多位院士认可

经过近年来的不断挖掘、整理、改进、提高，脑心同治理论得到丰富发

展，应用推广得以持续深入，关键在于研究者们坚持科研赋能，领域内院士专家的认可，为该理论提供了扎实的支撑和科学数据。

## 一、中国中医科学院、天津中医药大学和浙江中医药大学相继成立步长脑心同治研究中心

1. "中国中医科学院·步长脑心同治研究中心"是由陕西步长制药有限公司、中国中医科学院中药研究所、中国中医科学院中医临床基础医学研究所和中国中医科学院中药资源中心四家单位于2013年共同组建。自成立多年来，已申请国家级课题及国自然等课题十余项，累计发表SCI文章10篇，中文核心期刊文章12篇，公开、授权专利3项。

2. "天津中医药大学·步长脑心同治研究中心"于2019年12月11日在天津中医药大学静海新校区举行揭牌仪式。天津中医药大学校长张伯礼院士、步长制药创始人赵步长教授、步长制药总裁赵超博士等出席揭牌仪式。张院士在讲话中回顾了步长制药与天津中医药大学的合作历程，从脑心同治理论探讨交流到中药产品丹红注射液、稳心颗粒、脑心通胶囊的研究，双方深入合作，并取得多项成果。张院士认为，脑心同治为异病同治的一个类型，西医已经认识到脑血管疾病与心血管疾病的相关性。脑心同治理论的提出，既符合临床需求，又体现中医治疗的优势，同时为解决慢病问题提供了新的策略。双方将继续加大并密切合作，深化对脑心同治理论及产品的二次开发研究。

3. "浙江中医药大学脑心同治研究院"是步长制药联合浙江中医药大学共同组建的脑心同治研究院。该研究院将深入研究脑心同治理论指导下中药制剂的成分及作用机理研究，使临床用药更具有方向性，降低心脑血管病的发病率、致死率、致残率、复发率，提高临床疗效，进一步促进中医药防治心脑血管研究的发展。在脑心同治理论相关药物的研究工作过程中，以人才培养为目标，将吸收研究生和本科生参与研究，建立产学研结合的创新体系，开展人才培养，为学校、企业培养创新型和应用型技术人才。自创立以来，该研究院成果丰硕，获得国家级课题及国自然等自主项目十余项，并发表SCI文章多篇。

## 二、"脑心同治理论"获得多位院士认可

1. 赵继宗院士——"心脑血管疾病的病因及治疗原则具有同质性，同时，

单一学科无法解决复杂的卒中治疗困局，因此，未来有必要坚持脑心同治理念，建立脑、心血管病同治新（交叉）学科，培养复合型人才，推动卒中治疗的发展。"

2017 年 6 月 24 日，中国卒中学会第三届学术年会暨天坛国际脑血管病会议 2017（CSA&TISC2017）在国家会议中心隆重开幕。大会主席、中国卒中学会会长、中国科学院院士赵继宗在大会开幕式上呼吁"脑心同治"，并指出脑心同治理念亟需强化和推广。

2. 陈凯先院士——"现在已有越来越多的中药品种通过'中药现代化'科技创新，深入研究验证了其疗效和安全性，在有效预防和临床治疗慢性病方面发挥了不可低估的作用，广大中医药专家应当充分关注这一发展趋势，在深入研究和严谨总结临床实践基础上，发挥中医药防治慢病中的优势，为临床合理用药提供参考和指导。控制慢性疾病的增长是全球医疗卫生工作重点，'以疾病治疗为中心'到'以健康促进为中心'成为疾病防控理念的重大转变，'脑心同治'理论不仅扩大了'异病同治'的内涵，而且提高和丰富了中医证治内容，对全球慢性疾病防治都具有巨大的临床价值。"（2018 年 4 月 13～15 日"第八届全国中西医结合脑心同治学术交流会"在深圳举办，陈凯先院士主持学术报告）

3. 张伯礼院士——"脑心同治为异病同治的一个类型，西医已经认识到脑血管疾病与心血管疾病的相关性。脑心同治理论的提出，既符合临床需求，又体现中医治疗的优势，同时为解决慢性病问题提供了新的策略。"（中国工程院院士张伯礼在"天士·步长脑心同治研究中心"成立仪式上讲话）

4. 高润霖院士——"心脑血管疾病是严重危害人民健康的疾病，占死亡原因的 45% 以上，心脑血管病是医务人员面临的重要挑战和任务，步长制药创始人赵步长教授，从首创的脑心同治理论和治法治则，为中医药防治心脑血管病提供了重要的途径。多年来，临床实践表明，在脑心同治理论指导下发明的新药脑心通胶囊是有效和安全的。我们也正在设计开展一项较大样本的循证医学研究，验证脑心通胶囊的疗效和安全性，通过血管内影像学来观察脑心通胶囊对粥样动脉硬化斑块的作用，从而来探讨脑心通胶囊防治心脑血管病的机制，希望脑心同治理论对心脑血管病发挥更大的作用。"（第六届北京中医药科学文化大会致辞）

5. 杨宝峰院士——"脑心同治、心脑肾同治、心脑肾肝及眼底等异病同治已经得到广维度的概念扩展。中药复方如何发挥作用、作用的物质基础、作用机理、复方组分相互作用、复方质量控制和安全、复方合理使用等问题得到解决，将会有力推动中医药学科快速发展，也会令中医药在海内外得到更多认同。"

6. 陈灏珠院士——"中国的情况和西方不同，死于脑血管疾病的患者比死于冠心病的患者多，临床医生对心血管病患者还应当注意其脑血管健康状况。心脑血管疾病共同的病理基础正是'脑心同治'理论的科学依据。"

# 第三节 脑心同治理论及其产品进入本科及研究生教材

## 一、《中医学》（第9版）——国家卫生健康委员会"十三五"规划教材、全国高等学校教材（供基础、临床、预防、口腔医学类专业用）

党的十九大报告明确提出，实施健康中国战略。没有合格医疗人才，就没有全民健康。推进健康中国建设要把培养好医药卫生人才作为重要基础工程。教材是学校教育教学的基本依据，是解决培养什么样的人、如何培养人及为谁培养人这一根本问题的重要载体，直接关系到党的教育方针的有效落实和教育目标的全面实现。要培养高素质的优秀医药卫生人才，必须出高质量、高水平的优秀精品教材。在深化医教协同，进一步推进医学教育改革与发展的时代要求与背景下，国家启动了第九轮全国高等学校五年制本科临床医学专业规划教材的修订工作。由福建医科大学附属第一医院陈金水教授主编修订《中医学》教材。

本书导论中医学的展望部分，"拓展新领域——未来中医学发展的更大空间"段落中明确指出"对心脑血管疾病、糖尿病等慢性流行性疾病的处置重点，从原来的注重临床治疗转向同时重视病前的综合干预，如赵步长、伍海勤和赵涛提出的'脑心同治理论'和'供血不足乃万病之源'就是中医学整体观念、养生和防治原则的运用和体现"。

中医学探索的脚步从未停滞，近年来涌现的一些理论创新，如治疗学的"治未病理论""脑心同治理论"等，顺应时代要求，推陈出新，对中医学实践起到了促进推动作用。

### 二、《中西医结合神经病学临床研究》——国家卫生健康委员会"十三五"规划教材、全国高等中医药院校研究生教材（供中医药、中西医结合、针灸推拿学等专业用）

为了更好地贯彻落实《国家中长期教育改革和发展规划纲要（2010—2020年）》和《医药卫生中长期人才发展规划（2011—2020年）》，进一步适应新时期中医药研究生教育和教学的需要，推动中医药研究生教育事业的发展，经人民卫生出版社研究决定，在总结汲取首版教材成功经验的基础上，开展全国高等中医药院校研究生教材（第二轮）的编写工作。教材主编、副主编和编委的遴选按照公开、公平、公正的原则，经全国高等中医药院校研究生教育国家卫生健康委员会"十三五"规划教材建设指导委员会批准，聘任安徽中医药大学杨文明教授担任主编，编写《中西医结合神经病学临床研究》。

本书中，第四章脑血管病、第三节脑梗死、诊疗热点——"脑心同治理论的成功实践"：从20世纪90年代开始，赵步长、伍海勤、赵涛等在继承和发扬中医学遗产基础上，首次总结并创立了"脑心同治"理论。这一理论有着深刻的中医理论渊源。脑心同治理论是在中医学异病同治的治则指导下，依据心脑血管疾病辨证治疗的中医整体观思维的创新和发展。中医脑心同治理论不仅扩大了异病同治的内涵，而且提高和丰富中医证治的内容，对临床心脑血管疾病，尤其是心脑血管缺血性疾病的防治具有重大的指导意义，开辟了脑心同治同防新领域。

## 第四节　老百姓认可

在心脑血管疾病治疗面临的新形势下，赵步长教授本着为人民群众解决病痛的目的，提出了脑心同治理论。脑心同治理论自创立之初，就一直探索前行，不仅解决了心脑血管疾病治疗面临的种种问题，更是为这一领域带来了新的曙光。从理论到实践，脑心同治理念在一点点融入现代医学的每一个角落。

自2012年9月，"脑心同治走基层"走进新疆阿勒泰开始，至2016年3月，脑心同治走基层已经走过了新疆、云南、山西、重庆、河南、陕西、广东、浙江、江苏、湖北、海南、甘肃、内蒙古、江西、天津、黑龙江等245个地区，有5103位爱心医生参与其中，共计支援了439个县乡镇基层医院，义诊人数达67070人次，培训基层医生共计15164人次，查房会诊共计1179人次，捐出药品共计172.93万元，捐献物资共计32.55万元。

近年来，脑心同治理论下的代表产品脑心通胶囊、稳心颗粒得到了广大人民群众的认可。据统计，脑心通胶囊2020年销售额约为36亿元，用药患者人数达到2000多万人次；稳心颗粒销售额约为20亿元，用药患者人数约1000万人次。

## 第五节　治未病（防治并重）

脑心同治理论自诞生以来，经过不断的补充完善和临床验证，在医药卫生领域得到广泛认可并形成专家共识。近年来，随着《脑心同治高质量发展三年规划六点要求》的提出，在全国各地市均成立了脑心同治防治慢性病临床基地。基地与当地基层医疗机构整合，实现了医疗资源的结合、互动、下沉。2020年6月11日，第一个脑心同治防治慢性病临床基地在南阳市第一人民医院成立，随后，郑州大学第一附属医院、驻马店市中心医院也相继成立了脑心同治防治慢性病临床基地。

临床基地将充分发挥当地临床医疗资源，积极协调地市相关医疗单位，协同开展防治心脑血管疾病、糖尿病等慢性病的临床研究，收集"脑心同治"理论指导下研发的代表性中成药，在区域内防治慢性病的典型病例；充分发挥银川脑心同治互联网医院平台作用，贯彻落实"互联网＋医疗健康"有关政策，开展心脑血管等慢性病健康科普讲座，提高当地基层群众防治慢性病意识。同时，将中医药脑心同治高级人才群、慢性病疾病谱群、典型病例群、联合用药群等大数据互通互联，开展线上线下相结合的中医药防治慢性病医疗服务。

为将中西医结合脑心同治诊疗技术更好地应用于临床，中国中西医结合学会脑心同治专业委员会携手各省市脑心同治专家委员会、同心·共铸中国心组委会联合发起了"脑心同治走基层"大型公益活动,组织全国知名心脑血管疾病专家走进全国各地基层医院,培训基层医师最新、最先进的诊疗技术,并为基层患者免费义诊,提高当地群众防病治病意识,推动"治未病"的传播,为当地心脑血管病发病率和致残率的降低做贡献。

传承精华,守正创新。中国中西医结合学会脑心同治专业委员会将继续秉承"团结广大中西医药、民族医药同道,充分发挥传统中医药优势,通过中西医结合,预防心脑血管疾病"的宗旨和"通过产学研相结合的实际行动,降低心脑血管疾病的发病率"的目标,勠力同心、群策群力、齐心协力,高质量发展"脑心同治"理论和方药,携手推进"防治心脑血管疾病进入脑心同治时代",为筑牢慢性病防治之基,建设健康中国做出更大的贡献。